RÉANIMATION, MÉDECINE D'URGENCE ET ANESTHÉSIE

L'ECN en fiches

Collection dirigée par Sébastien Couraud

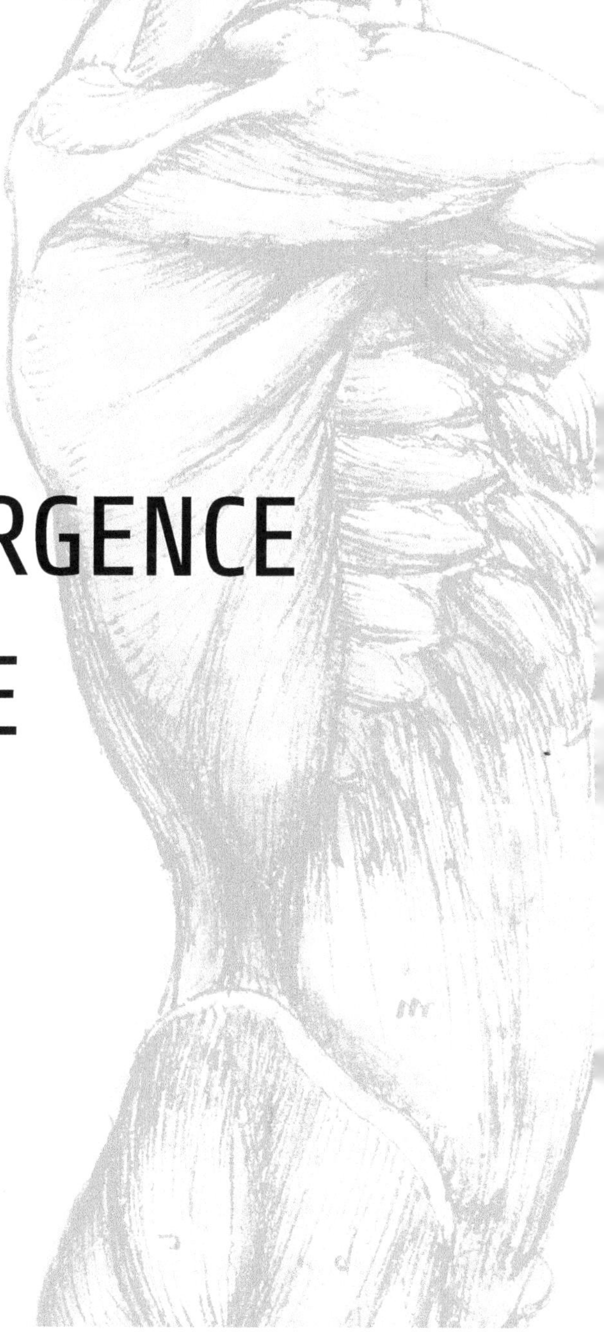

RÉANIMATION, MÉDECINE D'URGENCE ET ANESTHÉSIE

François Philippart

ellipses

L'ECN
en fiches
collection dirigée
par S. Couraud

Dans la même collection

Retrouvez tous les titres sur www.editions-ellipses.fr

« Toute l'iconographie en couleur à télécharger »

ISBN 9782340-028890

32, rue Bargue 75740 Paris cedex 15

www.editions-ellipses.fr

Table des matières

Défaillances respiratoires

Anesthésie

N° 327

Arrêt cardio-respiratoire

Module UE n° 11

N° 327 : Arrêt cardio-circulatoire

- Connaître l'épidémiologie de la mort subite de l'adulte, l'importance de la chaîne de survie dans le pronostic
- Diagnostiquer un arrêt cardio-circulatoire
- Prise en charge immédiate pré-hospitalière et hospitalière (posologies)
- Connaître l'épidémiologie de l'arrêt cardio-respiratoire chez l'enfant et les spécificités de sa prise en charge

ABRÉVIATIONS

- ACR : Arrêt cardiorespiratoire
- CEE : Choc électrique externe
- DAE : Défibrillateur automatisé externe
- FV : Fibrillation ventriculaire
- MCE : Massage cardiaque externe
- RCP : Réanimation cardio-pulmonaire
- TV : Tachycardie ventriculaire

TEXTE PRINCIPAL

Définition

- Public : Absence de signe de vie
- Soignants : Absence de signe de vie et absence de pouls

Prise en charge

- Protéger / Prévenir / Prendre en charge
- Libérer les voies aériennes
- Réanimation cardio-pulmonaire
  - À débuter immédiatement
  - Fréquence des compressions 100-120 par minute (dépression 5-6 cm)
  - Cycles compressions/ventilation : 30/2
  - Contrôle du pouls : Toutes les deux minutes
- Obtention du défibrillateur automatisé externe
  - Deux types de rythme
    - Non choquable : Asystolie ou dissociation électromécanique
    - Choquable : Fibrillation ventriculaire ou Tachycardie ventriculaire sans pouls (rythme électrique sans pouls)
  - Analyse du rythme toutes les deux minutes (avec prise de pouls)
- Rechercher systématiquement une cause curable
- À l'arrivée des secours médicalisés
  - Protection des voies aérienne (ne pas perdre de temps sur la RCP)
  - Perfusion : Solution salée isotonique (NaCl à 0,9 %)
  - Rythme non choquable : Adrénaline tous les 2 cycles (4 minutes)
  - Rythme choquable
    - Évaluation du choc toutes les deux minutes

- Avant le 3e choc : Amiodarone : 300 mg IVL
- Après le 5e choc : Amiodarone : 150 mg IVL

▸ En cas de torsade de pointes : Sulfate de magnésium : 2 g en IVD

▸ En cas d'intoxication par un stabilisateur de membrane : Bicarbonate de sodium molaire (8,4 %)

- Évolution défavorable
  - ▸ Arrêt à 30 minutes en cas de pronostic défavorable
  - ▸ Discuter l'ECMO en cas de pronostic favorable
  - ▸ Discuter la thrombolyse en cas de suspicion d'embolie pulmonaire (Alteplase)
- Évolution favorable
  - ▸ Discuter la coronarographie
  - ▸ Transfert en réanimation
    - Éviter l'hyperoxie (contrôle de la saturation et de la PaO_2)
    - Surveiller la glycémie (ni hyper, ni hypoglycémie !)
    - Normothermie thérapeutique en absence de signe de réveil (objectif : 36 °C pendant 24 h)

Pronostic

- Dépend essentiellement de
  - ▸ La durée de No-Flow (majeur+++)
  - ▸ La durée de Low-Flow
  - ▸ Le rythme lors de la prise en charge (reflet de la durée de No-Flow et du terrain du patient !)
  - ▸ Le terrain du patient (comorbidités)
  - ▸ La cause de l'arrêt cardiorespiratoire

« Réflexes cliniques »

A. Initialement

- Absence de conscience : Rechercher le pouls
- Absence de pouls : Déclencher l'alerte et débuter la réanimation cardiorespiratoire !
- Protéger / Prévenir / Prendre en charge

B. Analyse du rythme

- Rythme choquable
  - ▸ Fibrillation ventriculaire
  - ▸ Tachycardie ventriculaire sans pouls
- Rythme non choquable
  - ▸ Asystolie
  - ▸ Dissociation électromécanique

C. Piège à éviter

- Le diagnostic d'ACR est clinique
- Il est moins dangereux de masser un cœur battant que de ne pas masser un cœur arrêté
- Le **massage cardiaque** doit **toujours** être réalisé (même sans ventilation)

« Réflexes thérapeutiques »

A. Perfusion dans l'ACR : Solution salée à 0,9 %

B. ACR en rythme choquable

- Évaluation du rythme toutes les 2 minutes
- En cas de rythme choquable : CEE
- En cas de persistance du rythme choquable après le 3e choc : Amiodarone (Cordarone®)

C. ACR en rythme non choquable

- Évaluation du rythme toutes les 2 minutes
- Adrénaline 1 mg IVD
- Puis 1 mg toutes les 4 minutes en absence de reprise d'une activité cardiocirculatoire spontanée

« À savoir » : Thérapeutique

A. Hypothermie thérapeutique (en absence de réveil immédiat)

- ACR extra-hospitalier en rythme choquable : Indiscutable
- ACR intrahospitalier en rythme choquable : Intérêt probable
- ACR intra ou extra-hospitalier en rythme non choquable : Intérêt possible

B. ACR & Cardiopathie ischémique : Indication de la coronarographie : Tout patient suspect d'être porteur d'une cardiopathie ischémique

C. Le pronostic de l'arrêt cardiorespiratoire est à l'encéphale !

Prise en charge initiale

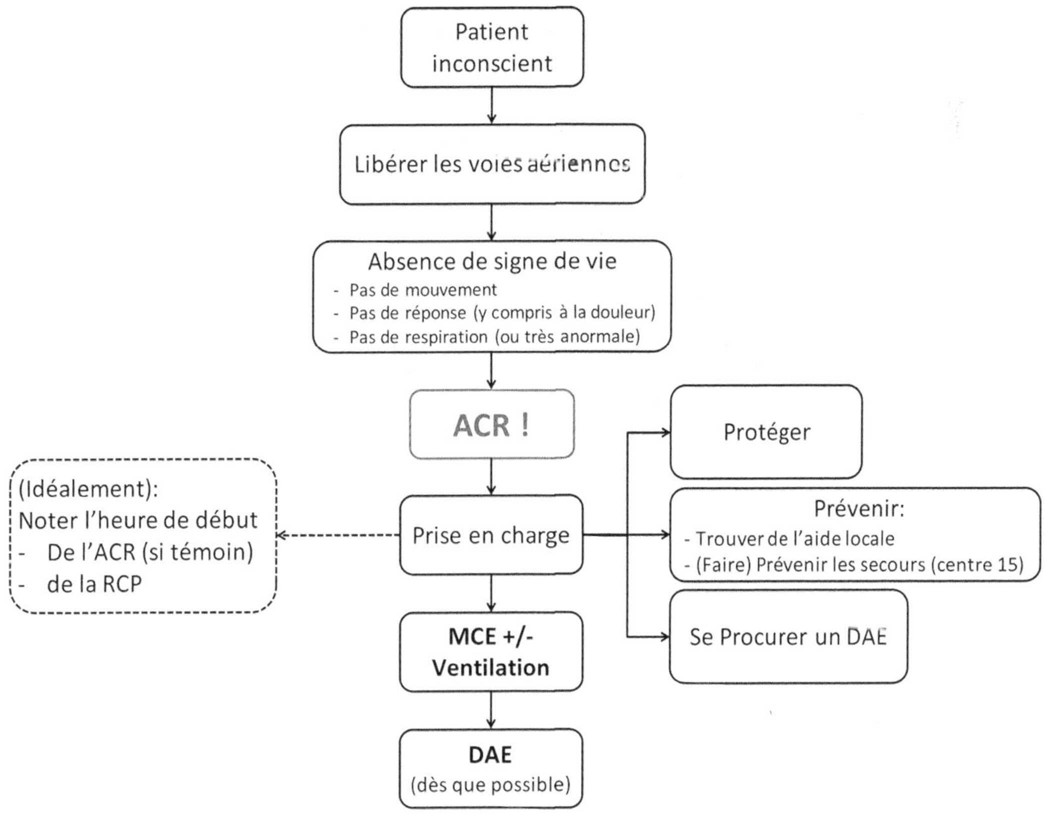

Prise en charge initiale avec le DAE

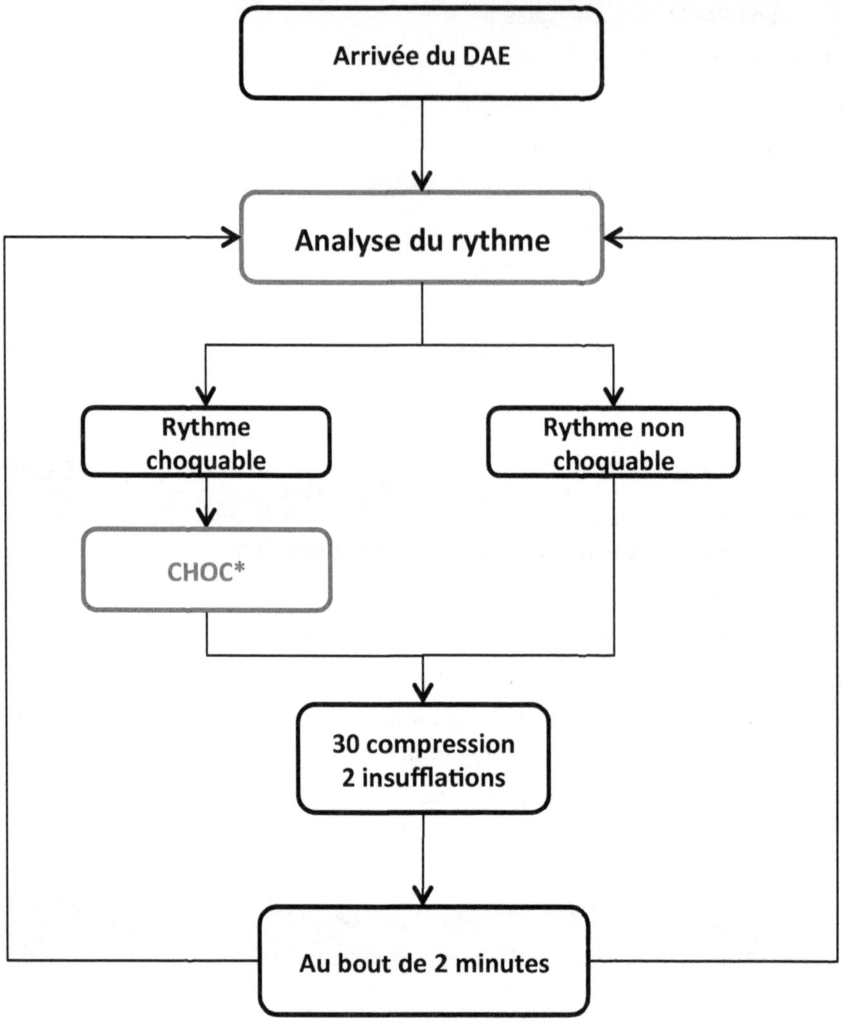

Poursuivre jusqu'à :
L'arrivée des secours
Ou reprise d'une respiration spontanée

* Avec défibrillateur
- Biphasique : 200 joules
- Monophasique :
- 200 joules (1er choc)
- 300 joules (2e choc)
- 360 joules les suivants

Prise en charge médicalisée initiale

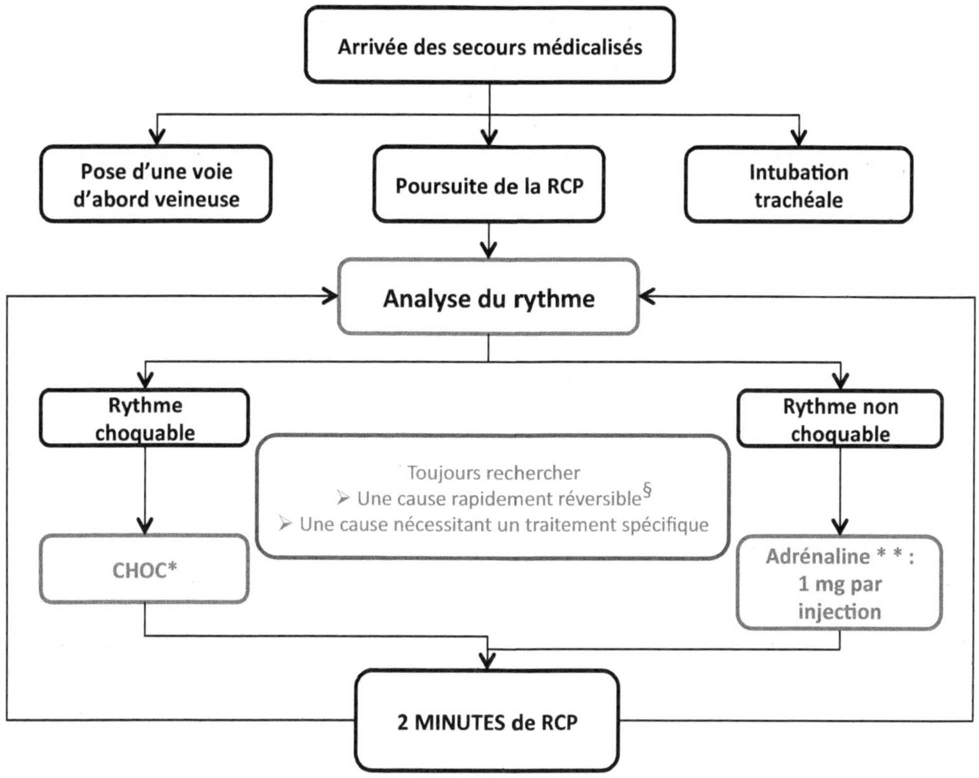

* Avec défibrillateur
- Biphasique: 200 joules
- Monophasique:
- 200 joules (1er choc)
- 300 joules (2e choc)
- 360 joules les suivants

* Causes réversibles
- Cardiopathie ischémique
- Embolie pulmonaire
- Hypoxémie
- Hypovolémie
- Hypo ou Hyperkaliémie
- Autre anomalie métabolique (calcium, acidose...)
- Hypothermie
- Tamponnade
- Pneumothorax compressif
- Intoxication(s)

** Adrénaline:
- Injection tous les deux cycles soit toutes les 4 minutes
- Des modifications des doses en absence de reprise d'un rythme cardiaque spontané sont informatives et non obligatoires (3 voire 5 mg par injection, sans certitude d'efficacité)
- Dans les rythmes choquables :
➢ Avant le 3e CEE
➢ Puis toutes les 4 minutes (2 cycles) en fonction de l'évolution

Prise en charge médicalisée : Poursuite

Prise en charge médicalisée au 3e cycle de 2 minutes de RCP

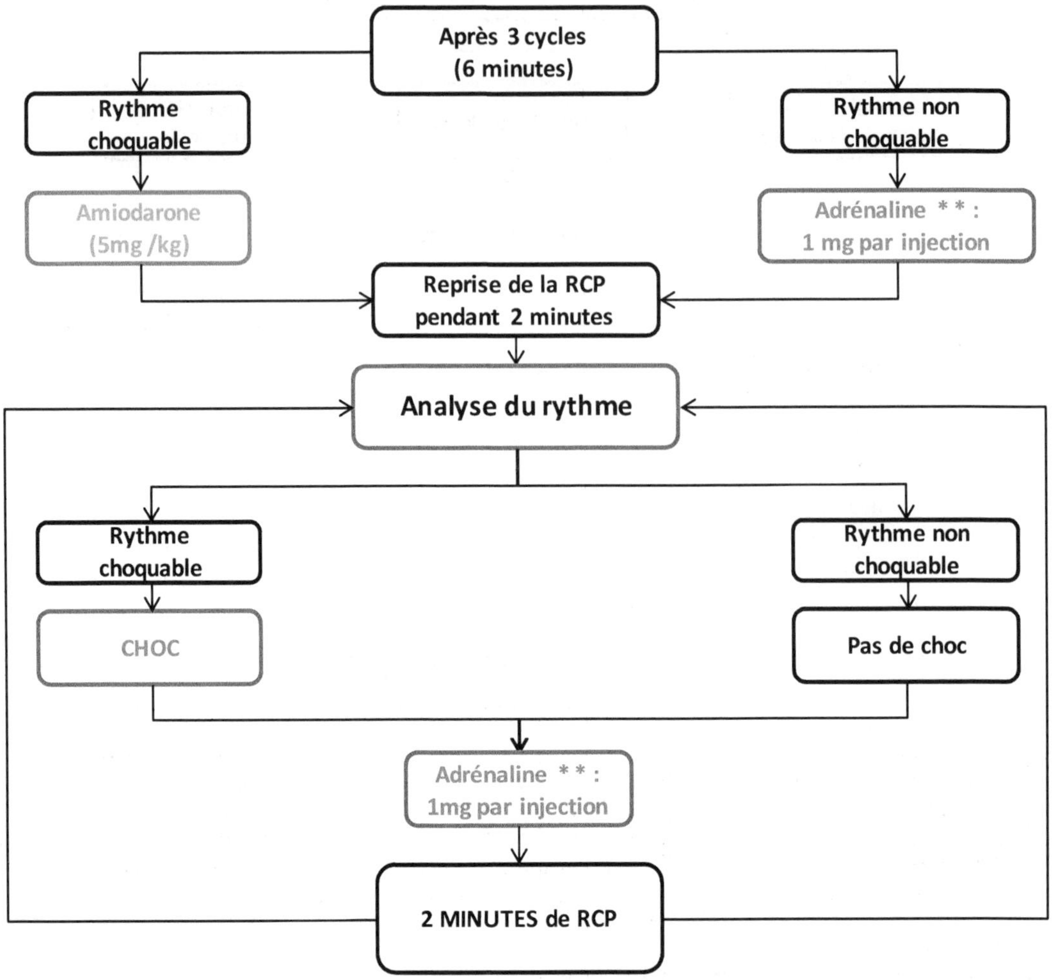

NB : Au-delà du 3e cycle avec persistance de rythme choquable, l'adrénaline est proposée quasi-systématiquement, raison pour laquelle sa position change dans l'arbre de prise en charge

** Adrénaline:
- Injection tous les deux cycles soit toutes les 4 minutes
- Des modifications des doses en absence de reprise d'un rythme cardiaque spontané sont informatives et non obligatoires (3 voire 5 mg par injection, sans certitude d'efficacité)
- Dans les rythmes choquables :
  - Avant le 3e CEE
  - Puis toutes les 4 minutes (2 cycles) en fonction de l'évolution

Prise en charge médicalisée : Poursuite 2

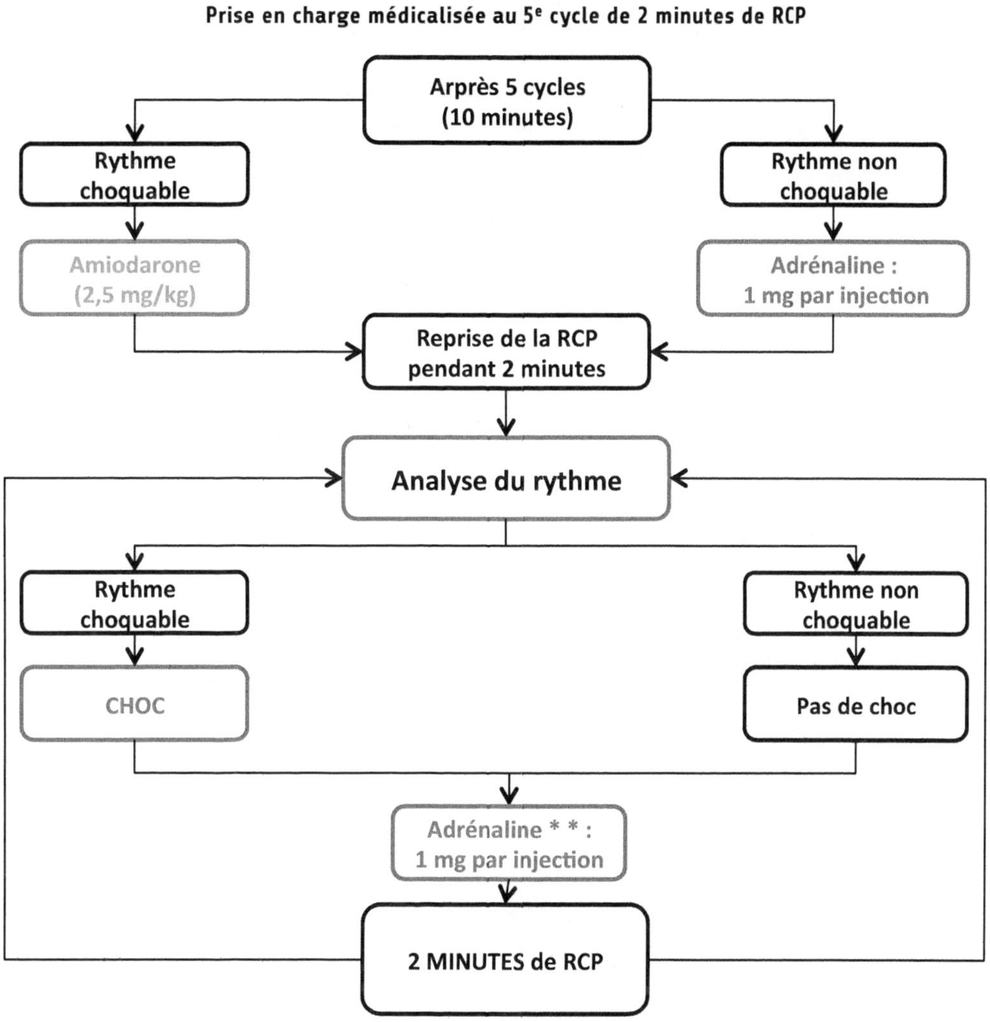

NB 1 : En cas de persistance d'un rythme choquable au 5e cycle, il est possible de d'administrer une demi-dose supplémentaire d'amiodarone

NB 2 : Les doses d'adrénalines peuvent être augmentées à 3 voire 5 mg par injection si nécessaire (peu de données sur le sujet, les recommandations sont incertaines)

** Adrénaline :

- Injection tous les deux cycles soit toutes les 4 minutes
- Des modifications des doses en absence de reprise d'un rythme cardiaque spontané sont informatives et non obligatoires (3 voire 5 mg par injection, sans certitude d'efficacité)
- Dans les rythmes choquables :
  - ➢ Avant le 3e CEE
  - ➢ Puis toutes les 4 minutes (2 cycles) en fonction de l'évolution

Prise en charge médicalisée : Interruption de la réanimation

Poursuite ou interruption de la réanimation

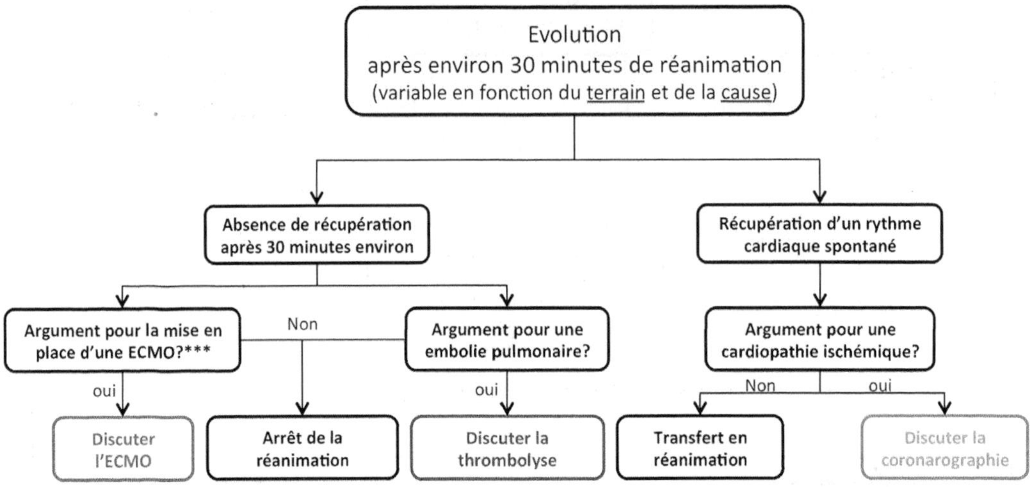

*** Possible intérêt de l'ECMO (Extra-corporeal membrane oxygenation)
- No-Flow < 5 minutes ET Low Flow < 100 minutes ET $ETCO_2 \geq 10$ mmHg
- No-Flow > 5 minutes mais rythme choquable ET Low Flow < 100 minutes ET $ETCO_2 \geq 10$ mmHg
- Intoxication médicamenteuse (en particuliers cardiotropes)
- ACR en hypothermie ≤ 32°C
- Présence de signe(s) de vie pendant la RCP

Place des différents traitements au cours de l'arrêt cardiorespiratoire

- Soluté de perfusion : Solution salée à 0,9 %
- Adrénaline
  - Dans les rythmes non choquables : 1 mg toutes les 4 minutes
  - Dans les rythmes choquables
    - Avant le 2e ou le 3e choc : 1 mg
    - Au-delà : En fonction de l'évolution
    - Dans ce contexte l'adrénaline permet de sensibiliser le myocarde
      - favorise la transformation d'une FV « petites mailles » en « grandes mailles »
      - permet d'améliorer l'efficacité du choc électrique suivant
- Amiodarone (Cordarone®)
  - Uniquement dans les rythmes choquables
  - Après le troisième choc (et persistance du trouble du rythme) : 5 mg/kg
  - En cas de persistance du trouble du rythme après le 5e choc : 2,5 mg/kg supplémentaires
  - Possibilité de poursuite par une seringue de 900 mg sur 24 h en IVSE
- Bicarbonate de sodium molaire (HCO_3Na à 8,4 %)
  - Pas d'indication systématique
  - Indication des bicarbonates
    - Suspicion d'hyperkaliémie
    - Intoxication par les tricycliques (et plus généralement stabilisants de membrane)

- ▸ Dose :
  - 50 mmol en une fois (1 mmol = 1 mL)
  - À répéter éventuellement en fonction de l'évolution
- Sulfate de magnésium ($MgSO_4$)
  - ▸ Pas d'indication systématique
  - ▸ Indication : Torsade de pointe
  - ▸ Dose : 2g IVD une fois sur 10 minutes
- Thrombolyse
  - ▸ Pas d'indication systématique
  - ▸ Indication : Suspicion d'embolie pulmonaire
  - ▸ Dose : Alteplase (Actilyse®) : 200 mg en IVL
  - ▸ En cas de réalisation d'une thrombolyse la réanimation doit être poursuivie en vue d'une reprise de l'activité cardiocirculatoire spontanée pendant 60 à 90 minutes
- Choc électrique externe (CEE)
  - ▸ Uniquement dans les rythmes choquables
  - ▸ Analyse du rythme toutes les deux minutes : En cas de rythme choquable : CEE
  - ▸ NB : Après le choc
    - Il ne faut pas attendre pour reprendre la réanimation cardiopulmonaire
    - L'évaluation de l'efficacité du choc se fait lors de l'analyse suivante du rythme (à 2 min)
  - ▸ Si le défibrillateur est monophasique (de plus en plus rare)
    - Premier choc à 200 joules
    - Second choc à 300 joules
    - Au-delà à 360 joules
  - ▸ Si le défibrillateur est biphasique
    - Tous les chocs sont administrés à 200 joules
  - ▸ Le CEE ne doit pas interrompre la réanimation cardio-pulmonaire plus de 5 secondes

« À savoir » : Quand ne pas entreprendre la réanimation cardiopulmonaire ?

■ D'après les recommandations européennes 2015
- Lorsqu'il existe une évidence claire de son caractère futile
- Lorsque cette réanimation est contre les souhaits clairement exprimés par le patient
- NB : On parle de **futilité** si « la réanimation n'apportera aucun bénéfice en terme de survie avec une qualité de vie acceptable »
- NB : En France les souhaits du patient doivent être « clairement formulés, conformément à la réglementation française »

N° 9

Mort encéphalique

Module UE n° 1

N° 9: Certificats médicaux. Décès et législation. Prélèvements d'organes et législation

- Préciser les règles générales d'établissement des certificats médicaux et leurs conséquences médico-légales, y compris les certificats de coups et blessures et notions d'ITT. Décrire l'examen d'un cadavre, connaître les différents types d'autopsie
- Préciser les principes de la législation concernant le décès et l'inhumation
- Préciser les principes de la législation concernant les prélèvements d'organes

ABRÉVIATIONS

- ADH : Hormone antidiurétique
- EEG : Électroencéphalogramme
- HTA :Hypertension artérielle
- HTIC : Hypertension intracrânienne

TEXTE PRINCIPAL

- Mort cérébrale selon la loi : Article R1232-1 à R1232-4 du Code de la santé publique
- Mort cérébrale physiopathologiquement : Destruction irréversible des fonctions cérébrales chez un sujet à cœur battant
- Mort cérébrale : Définition clinique
  - Coma
  - Absence de réponse motrice
  - Abolition des reflexes du tronc
    - Réflexe photomoteur homolatéral et consensuel
    - Réflexe oculo-vestibulaire
    - Réflexes oculo-céphalogyres vertical et horizontal
    - Réflexe cornéen
    - Réflexe oculo-cardiaque
    - Réflexe de toux
    - Réflexe nauséeux
  - Absence de respiration spontanée : Confirmée par le test d'hypercapnie
  - Atteinte irréversible : Confirmé sur l'un des deux examens suivants
    - 2 EEG
    - Une opacification vasculaire cérébrale
- Diagnostic différentiel
  - Intoxications
  - Hypothermie
  - Curarisation
  - Atteintes neurologiques (locked-in syndrome, syndrome de Guillain Barré)
- Épreuve d'hypercapnie
  - Préoxygénation du patient : Ventilation en FiO_2 : 100 % pendant 15 minutes
  - Durée du test : 10-15 minutes
  - confirme l'absence de respiration spontanée si :
    - La $PaCO_2$ atteint 60 mmHg sans reprise d'une respiration spontanée
    - La $PaCO_2$ augmente de plus de 20 mmHg au dessus de la valeur habituelle du patient (chez les insuffisants respiratoires) sans reprise d'une respiration spontanée

- Particularité de la confirmation par EEG
  - Deux EEG d'au moins 30 minutes mettant en évidence une absence d'activité électrique (tracé plat) pour une amplification maximale
  - Les EEG n'ont de validité qu'en absence d'intoxication (stupéfiants, médicaments) et chez les patients ayant une température centrale supérieure ou égale à 30 °C
- Particularité de la confirmation par opacification vasculaire cérébrale
  - Artériographie cérébrale
    - Opacification des 4 axes vasculaires (artères carotides internes et vertébrales
    - Interruption carotidienne au niveau du siphon
    - Interruption vertébrale au niveau du segment V4
    - Absence de perfusion du tronc basilaire et des cérébrales postérieures
  - Angioscanner cérébral
    - Réalisé au moins six heures après le diagnostic clinique de mort cérébrale
    - Absence d'opacification des branches corticales des artères cérébrales moyennes
    - Absence d'opacification des deux veines cérébrales internes
    - La qualité de l'injection est validée sur l'opacification des artères temporales

« Réflexes cliniques »

- **Tout coma non traumatique doit bénéficier d'une mesure de glycémie capillaire !!!**
- **« On est mort si on est chaud et toujours mort » !**

« À savoir » : Tableau clinique de mort encéphalique

- Coma aréactif (score de Glasgow = 3)
- Disparition des reflexes du tronc cérébral
- Absence de respiration spontanée

« À savoir » : Définition de la mort encéphalique en pratique

- Tableau clinique
  - Coma
  - Absence de réponse motrice
  - Absence de réflexe du tronc
  - Absence de respiration spontanée
- Confirmation du caractère irréversible des lésions neurologiques
  - Soit par EEG
  - Soit par angioscanner cérébral
  - Soit par artériographie cérébrale

« À savoir » : Examen de confirmation du caractère irréversible des lésions cérébrales

- Électroencéphalogramme
  - En absence de traitement ou d'intoxication par des sédatifs
  - En absence d'hypothermie < 30 °C
  - Au moins deux EEG de 30 minutes chacun à 4 h d'intervalle
  - Ne retrouvant pas d'activité électrique cérébrale malgré l'amplification maximale
- Artériographie cérébrale
  - Un seul examen
  - Opacification des 4 axes vasculaires (artères carotides internes et vertébrales)
  - Absence de circulation sur les 4 axes
    - Interruption carotidienne au niveau du siphon
    - Interruption vertébrale au niveau du segment V4
    - Absence de perfusion du tronc basilaire et des cérébrales postérieures
- Angioscanner cérébral
  - Réalisé au moins six heures après le diagnostic clinique de mort cérébrale
  - Absence d'opacification des branches corticales des artères cérébrales moyennes
  - Absence d'opacification des deux veines cérébrales internes
  - La qualité de l'injection est validée sur l'opacification des artères temporales

N° 328

États de choc

Module UE n° 11

N° 328 : État de choc : principales étiologies : hypovolémique, septique (voir item 154), cardiogénique, anaphylactique

- Diagnostiquer un état de choc chez l'adulte et chez l'enfant
- Prise en charge immédiate pré-hospitalière et hospitalière
- Reconnaitre et traiter un choc méningococcique – purpura fulminans (posologies) (voir item 148)

ABRÉVIATIONS

- ADH : Anti-diuretic hormone/hormone antidiurétique
- PAD : Pression artérielle diastolique
- PAM : Pression artérielle moyenne
- PAS : Pression artérielle systolique

TEXTE PRINCIPAL

Définition

- État de choc : Chute de la PAS de plus de 40 mmHg ou chute brute en dessous de 90 mmHg
- Choc septique : Chute de la PAM (cf. supra) qui persiste malgré le remplissage initial (et lactatémie ≥ 2 mmol/L qui persiste malgré le remplissage)

Classification

- États de choc
  - Choc cardiogénique : Choc froid, par dysfonction de la pompe cardiaque
  - Chocs distributifs : Choc chaud, par vasodilatation secondaire à la réponse inflammatoire (peut évoluer vers le choc froid du fait de l'apparition d'une dysfonction ventriculaire gauche)
  - Choc hypovolémique : Choc froid secondaire à une déshydratation ou une hémorragie importante
  - Choc neurogénique : Choc souvent mixte, forme rare, secondaire à une vasodilatation modérée par défaut de contrôle de la tonicité vasculaire (hypovolémie relative)

Tableau clinique

- Signes principaux de l'état de choc
  - Hémodynamiques : Hypotension artérielle, tachycardie
  - Cutanés : Marbrures, pâleur, froideur des extrémités
  - Rénaux : Oligurie
  - Neurologiques : Troubles de vigilance
  - Respiratoire : Polypnée voire désaturation
  - Biologiques : Élévation du lactate actériel

Traitement

- Les principes du traitement
  - Stabilisation hémodynamique par (fonction du tableau) :
    - Remplissage vasculaire
    - Catécholamines

« Réflexes cliniques »

A. État de choc : Hypoperfusion tissulaire et dysfonction d'organe

B. État de choc & Fièvre : *Purpura fulminans* jusqu'à preuve du contraire

C. Éléments indispensables / incontournables de l'état de choc

- Hypotension artérielle
- Tachycardie
- Pâleur, marbrures, froideur des extrémités (sauf phase aiguë du choc septique et choc anaphylactique)
- Polypnée
- Oligurie
- Troubles de vigilance
- Augmentation du lactate artériel

D. État de choc chaud ou froid

- Choc chaud
  - ▸ Choc septique (à la phase initiale)
  - ▸ Choc anaphylactique
- Choc froid
  - ▸ Choc hypovolémique, hémorragique
  - ▸ Choc cardiogénique
  - ▸ Choc septique (plus tardif)

« À savoir » : Clinique

A. Définition de l'état de choc

- PAS < 90 mmHg
- En cas d'hypertension :
  - ▸ Chute de la PAS de plus de 40 mmHg par rapport à la valeur basale
  - ▸ Chute de la PAS de plus de 30 % par rapport à la valeur basale

B. Définitions du choc septique

- Soit hypotension artérielle systolique (PAS < 90 mmHg ou chute de plus de 40 mmHg par rapport à la pression artérielle habituelle du patient, en cas d'hypertension connue, ou chute de plus de 30 % de la pression artérielle systolique habituelle) ne répondant pas au remplissage bien conduit (20 à 40 ml/kg sur 30 à 60 minutes)
- Et un taux de lactate artériel supérieur à 2 mmol/L dont la valeur reste supérieure ou égale à 2 mmol/l malgré un remplissage bien conduit (cf. supra)

« À savoir » : Paraclinique : État de choc

- Aucun examen complémentaire n'est nécessaire au diagnostic d'état de choc
- L'état de choc est un diagnostic clinique
- NB : Une exception : Le choc septique est défini par l'association de l'hypotension et de la persistance d'une lactatémie ≥ 2 mmol/l

« À savoir » : Thérapeutique

- **Le traitement (ou ressuscitation) hémodynamique**
  - Il se divise toujours en trois points
    - Optimisation de la volémie
    - Traitement vasopresseur
    - Traitement inotrope
- **État de choc & hospitalisation** : Dans tous les cas l'état de choc doit être hospitalisé en milieu spécialisé

Raisonnement devant une chute de pression artérielle

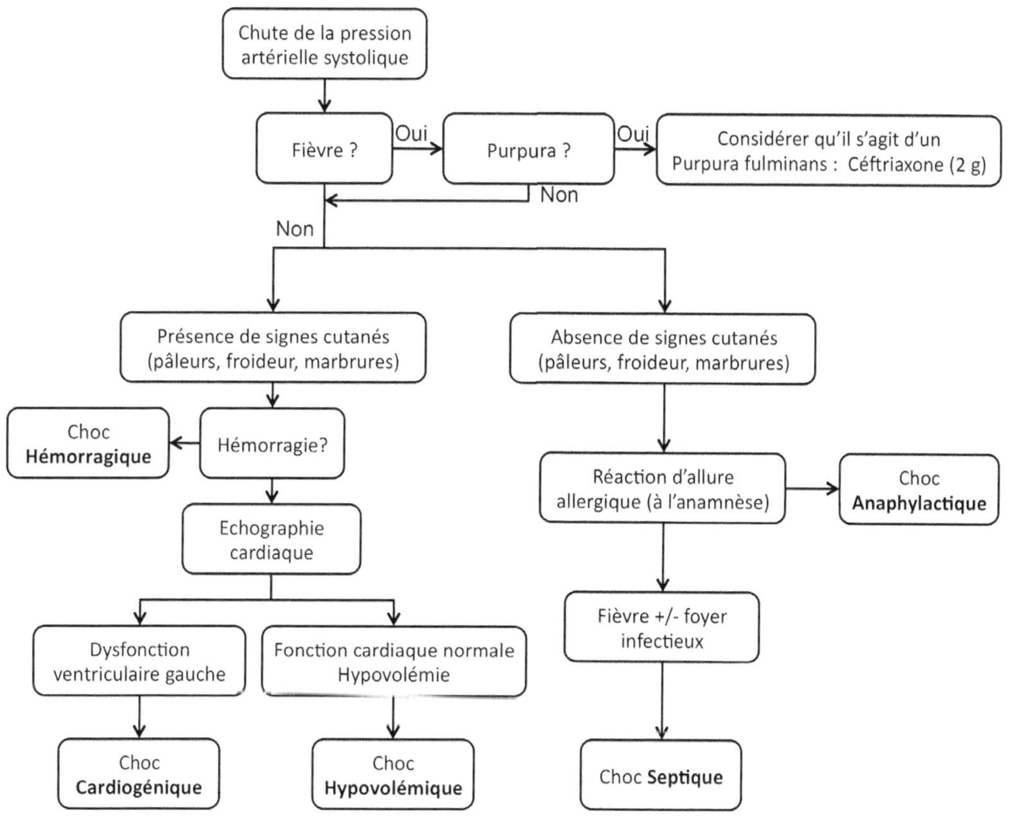

N° 328 et N° 154

Choc septique

Module UE n° 11

N° 328 : État de choc : principales étiologies : hypovolémique, septique (voir item 154), cardiogénique, anaphylactique

- Diagnostiquer un état de choc chez l'adulte et chez l'enfant
- Prise en charge immédiate pré-hospitalière et hospitalière
- Reconnaitre et traiter un choc méningococcique – purpura fulminans (posologies) (voir item 148)

Module UE n° 6

N° 154 : Septicémie/Bactériémie/Fongémie de l'adulte et de l'enfant

- Connaître la définition des termes suivants : bactériémie, syndrome de réponse inflammatoire systémique (SRIS), sepsis et choc septique
- Connaître les portes d'entrée et les localisations secondaires les plus fréquentes des septicémies/ bactériémies/fongémies
- Connaître l'indication des hémocultures et l'interprétation des résultats
- Reconnaître un choc septique et initier sa prise en charge thérapeutique (voir item 328)
- Connaître les principes de l'antibiothérapie au cours d'une bactériémie

ABRÉVIATIONS

- BLSE : Bêta-lactamase à spectre étendu
- CRP : C – Reactive protein
- DS : Dérivation standard
- FiO_2 : Fraction inspirée d'oxygène
- INR : International normalized ratio
- PaO_2 : Pression partielle artérielle en oxygène
- PCT : Procalcitonine
- SARM : *Staphylococcus aureus* Résistant à la méticilline
- SRIS : Syndrome de réponse inflammatoire systémique
- SSC: Surviving Sepsis Campaign

TEXTE PRINCIPAL

Définitions

- Sepsis (Version 2016)
  - Infection prouvée ou suspectée
  - Accompagnée d'une ou plusieurs dysfonctions d'organes
  - Ces dysfonctions étant secondaires à une dérégulation de la réponse inflammatoire
  - La dysfonction peut être évaluée par la mesure d'un quick-SOFA
  - Si le quick-SOFA (qSOFA) est supérieur ou égal à 2 on parle de sepsis

« À savoir » : Quick SOFA (qSOFA)

- SOFA : Sequential organ failure assessment
- Le quick SOFA est une forme abrégée qui mesure
  - L'état de vigilance
  - La fréquence respiratoire
  - La pression artérielle systolique
- Chaque item vaut un point s'il est présent
  - Vigilance : Confusion = 1 point
  - Fréquence respiratoire : Si FR $\geq$ 22 c/min = 1 point
  - Pression artérielle systolique : Si PAS $\leq$ 100 mmHg = 1 point

« Réflexe » Nouvelle définition du sepsis, et du choc septique

- Fièvre (ou hypothermie) et : Tachycardie (> 30 c/min) ou polypnée (> 30 c/min) ou anomalie leucocytaire (hyperleucocytose, leucopénie, myélémie) : **SRIS**
- Suspicion d'épisode infectieux (ou infection documentée !) : **Infection**
- Infection et dysfonction d'organe : **Sepsis**
- Sepsis avec hypotension et lactate > 2 mmol/l et absence d'amélioration par le remplissage : **Choc septique**

« À savoir » : Synthèse de la nouvelle définition du sepsis et du choc septique

- Sepsis
  - ▶ Infection avec défaillance d'organe
  - ▶ Défaillance d'organe définie par le qSOFA ≥ 2
  - ▶ qSOFA
    - Confusion : 1 point
    - FR ≥ 22 c/min : 1 point
    - PAS ≤ 100 mmHg : 1 point
- Choc septique :
  - ▶ Se définit après un remplissage « adéquat » (20 à 40 ml/kg)
  - ▶ Persistance d'une PAM ≤ 65 mmHg (donc nécessité d'introduction de noradrénaline)
  - ▶ Persistance d'un taux de lactate ≥ 2 mmol/l

D'après : *The Third International Consensus Definitions for Sepsis and Septic Shock (Sepsis-3). Singer M. JAMA 2016*

Définitions du Sepsis et du choc septique selon le consensus Sespis-3

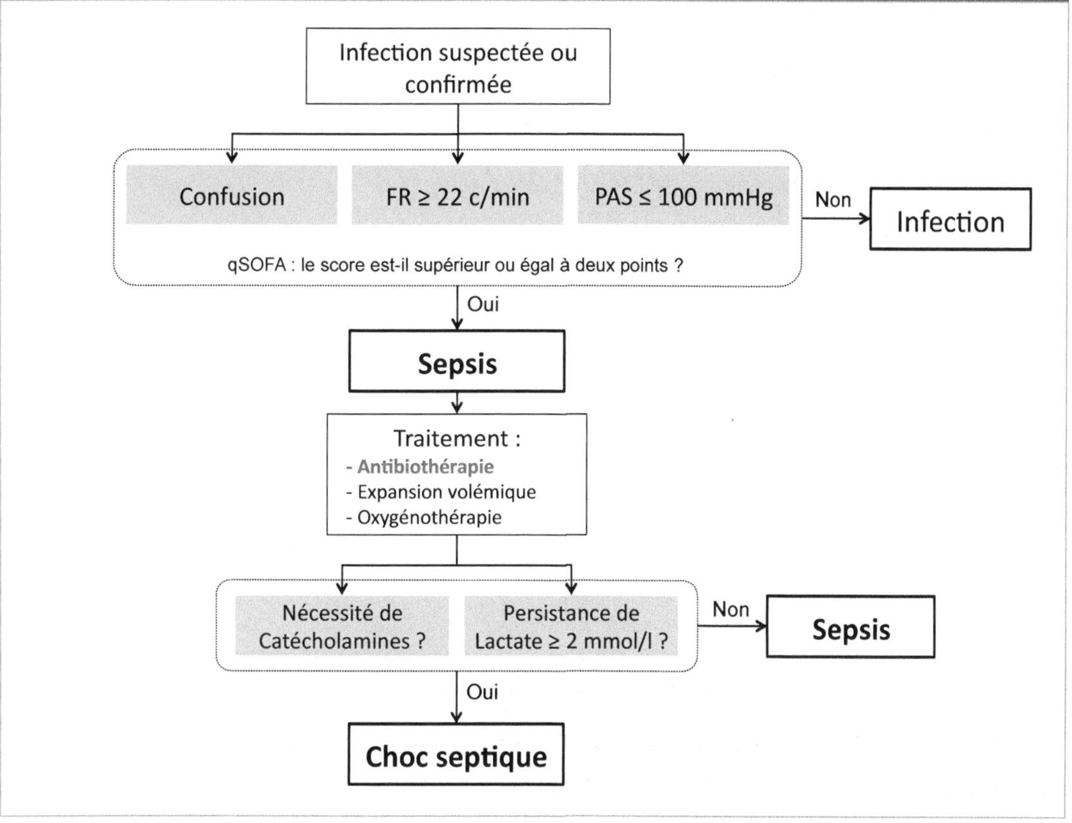

Tableau clinique

- Le tableau clinique est fonction de l'organe infecté
- La gravité est marqué par les dysfonctions d'organe
  - En premier lieu : Instabilité hémodynamique
  - En second lieu : Altération rénale et respiratoire
- Toujours penser à documenter l'infection (prélèvements locaux et hémocultures !)

Prise en charge thérapeutique

- Urgence thérapeutique
- Identification des foyers infectieux potentiels et antibiothérapie !
- Stabilisation hémodynamique par remplissage et catécholamines
- Discuter la ventilation mécanique en fonction de l'état respiratoire du patient
- Discuter la prise en charge et suppléance d'autres dysfonctions d'organes (épuration extrarénale ?)
- Contrôle de la source de l'infection (nécessité de chirurgie ?)
- Contrôle glycémique
- Réévaluation de la prise en charge (6 premières heures)
  - Modification de la suppléance hémodynamique
  - Intérêt d'une corticothérapie oposubstitutive

- Prévention des complications du décubitus
- Prévention de la dénutrition
- Prévention de l'ulcère de stress
- Prévention des infections nosocomiales, notamment respiratoires
- Réévaluation de la prise en charge (24 premières heures)
  - De l'antibiothérapie
  - De l'hémodynamique
  - Des autres défaillances
  - Des procédures invasives

« Réflexes paracliniques » : Dans toute suspicion d'infection grave des hémocultures doivent être réalisées

« Réflexes thérapeutiques

A. Le traitement du choc septique est centré par l'antibiothérapie !!!!!

B. Choc septique : Antibiothérapie et contrôle de la source !

C. Adaptation de l'antibiothérapie !

« À savoir » : Thérapeutique

A. Germes les plus fréquents au cours des formes graves de sepsis

- Les germes les plus fréquents sont les bactéries
- Les bactéries les plus fréquemment rencontrées sont :
  - Cocci à Gram positif
    - *Staphylococcus aureus*
    - *Streptococcus pneumoniae*
  - Bacilles à Gram négatif
    - *Escherichia coli*
    - *Klebsiella* spp.
    - *Pseudomonas aeruginosa*

B. L'antibiothérapie doit être débutée dans l'heure suivant le diagnostic de choc septique

C. Choix de l'antibiothérapie dans le choc septique : Bi-antibiothérapie, idéalement bactéricide (privilégier, les β-lactamines, associer un aminoside) ; Synergie des deux antibiotiques si possible

D. Au cours du choc septique la biantibiothérapie n'est formellement recommandée que

- Dan les infections de contrôle difficile : *Pseudomonas aeruginosa*, *Acinetobacter* spp.
- Chez les patients neutropéniques (y compris en sepsis sévère)
- En cas de choc septique avec atteinte respiratoire

E. Choc septique et solutés de remplissage

- Le remplissage doit se faire par cristalloïdes au cours du choc septique
- Il n'y a PAS d'indication à l'usage de colloïdes tels que l'hydroxyéthyl amidon

« À savoir » : Prise en charge du choc septique à la phase initiale (l'indispensable)

A. Au cours de la première heure

a. Stabilisation hémodynamique

b. Identification des foyers infectieux potentiels

c. ANTIBIOTHÉRAPIE

B. Au cours des 6 premières heures

a. Réévaluation hémodynamique et discuter l'opothérapie par corticoïdes

b. Réévaluation de l'hématose

c. Réévaluation des défaillances d'organes (rein en particulier)

d. Discuter la transfusion

e. Contrôle de la source de l'infection

f. Contrôle de l'équilibre glycémique

C. Au cours des 24 premières heures

a. Reprises des évaluations des 6 premières heures

b. Prévention des complications du décubitus

c. Prévention de la dénutrition

d. Prévention de l'ulcère de stress

e. Prévention des infections nosocomiales, notamment respiratoires

D. Au-delà des 24 premières heures

a. Réévaluation de l'antibiothérapie

b. Réévaluation de l'hémodynamique

c. Réévaluation des autres défaillances

d. Réévaluation des procédures invasives (cathéters ? sondes ?)

D'après : *SSC: International Guidelines for Management of Severe Sepsis and Septic Shock. 2012*

Prise en charge hémodynamique initiale du choc septique

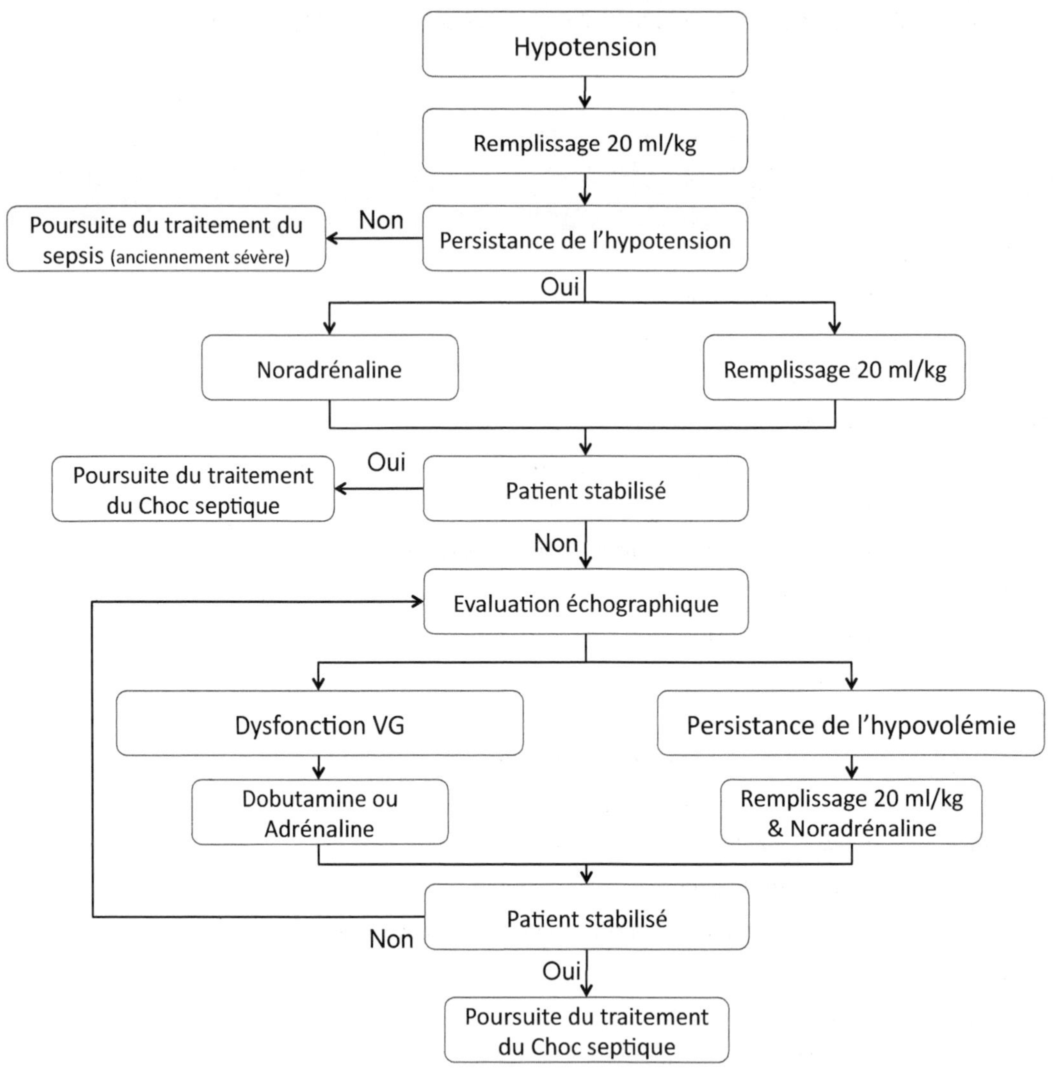

Principes de la prise thérapeutque en charge Sepsis et choc septique

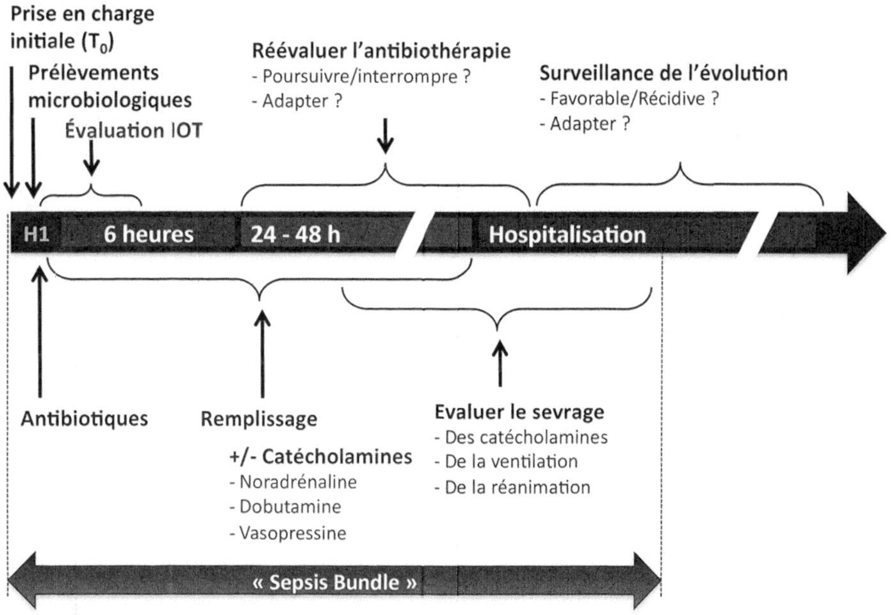

Prise en charge initiale du sepsis. La prise en charge doit être rapide et la réévaluation fréquente afin de permettre une optimisation des chances d'évolution favorable. Le premier élément est la décision d'introduction d'une antibiothérapie, qui est associée simultanément à la prise en charge hémodynamique. Le reste de la prise en charge doit se faire dans les délais les plus brefs possibles.

Le « sepsis bundle » correspond aux recommandations de prises en charge du sepsis au cours de l'hospitalisation, indiqué dans ce chapitre sous le terme de « **Prise en charge du choc septique à la phase initiale** »

Physiopathologie du Sepsis : L'indispensable

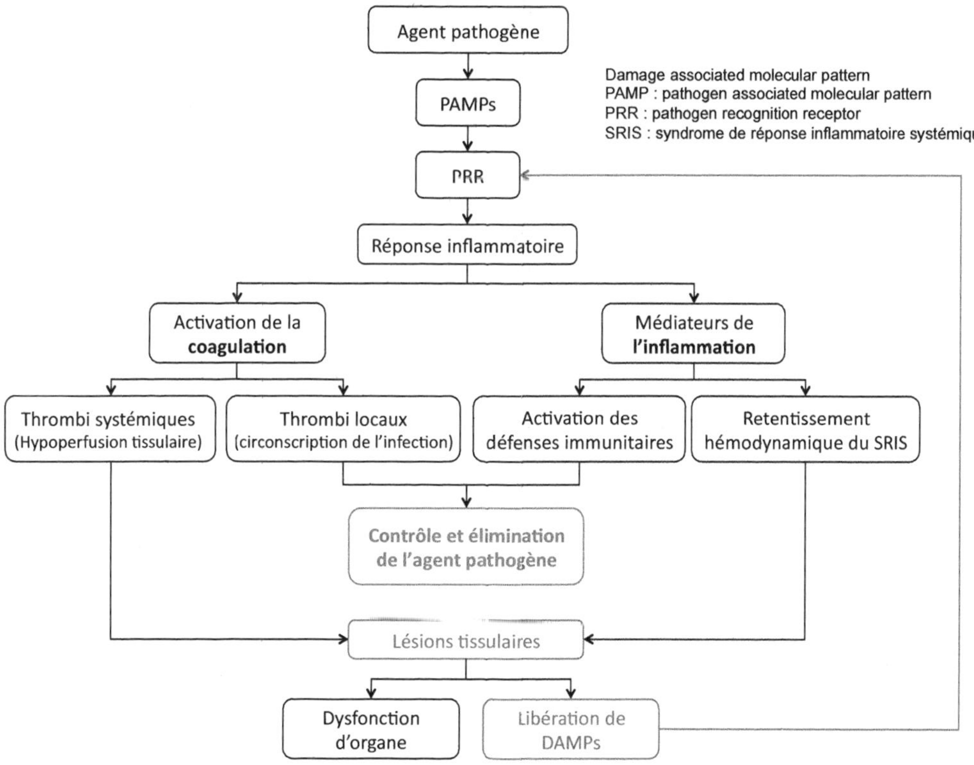

Damage associated molecular pattern
PAMP : pathogen associated molecular pattern
PRR : pathogen recognition receptor
SRIS : syndrome de réponse inflammatoire systémique

N° 328 et N° 232

Choc cardiogénique

Module UE n° 11

N° 328 : État de choc : principales étiologies : hypovolémique, septique (voir item 154), cardiogénique, anaphylactique

- Diagnostiquer un état de choc chez l'adulte et chez l'enfant
- Prise en charge immédiate préhospitalière et hospitalière
- Reconnaitre et traiter un choc méningococcique – purpura fulminans (posologies) (voir item 148)

N° 232 : Insuffisance cardiaque de l'adulte

- Diagnostiquer une insuffisance cardiaque chez l'adulte
- Identifier les situations d'urgence et planifier leur prise en charge
- Argumenter l'attitude thérapeutique et planifier le suivi du patient

ABRÉVIATIONS

- CRP : C-reactive protein
- IA : Insuffisance aortique
- IM : Insuffisance mitrale
- PCT : Procalcitonine
- PEEP : Positive end expiratory pressure / Pression positive de fin d'expiration
- RA : Rétrécissement aortique
- SCA : Syndrome coronarien aigu
- $ScvO_2$: Saturation veineuse centrale en oxygène
- TAVI : Trans catheter valve implantation
- VG : Ventricule gauche

TEXTE PRINCIPAL

Définition

- Hypotension artérielle (PAS < 90 mmHg) associé à une défaillance VG
- Étiologie
  - Devant tout tableau de choc cardiogénique l'étiologie coronarienne doit être recherchée
  - En dehors de l'ischémie
    - Troubles du rythme et de la conduction
    - Causes mécaniques (valves, piliers) et droite (tamponnade, embolie)
  - Penser aux décompensations de pathologies chroniques
- Le choc cardiogénique est lié à une défaillance ventriculaire gauche du fait
  - De la dilatation ventriculaire (perte de force des myocytes surdistendus)
  - De l'ischémie myocardique
  - De l'augmentation de la fréquence cardiaque

Physiopathologie

- Le choc cardiogénique est lié à une défaillance ventriculaire gauche du fait
  - De la dilatation ventriculaire (perte de force des myocytes surdistendus)
  - De l'ischémie myocardique
  - De l'augmentation de la fréquence cardiaque

Tableau clinique

- État de choc (froid)
- Signes de décompensation cardiaque gauche (et éventuellement droits)
- Signes éventuels en faveur de la maladie responsable de la décompensation
- Signes fonction des organes souffrant du bas débit et de l'ischémie associée

Examens complémentaires

- Échographie cardiaque
  - Défaillance cardiaque : Dysfonction VG, augmentation des conditions de charge (*i.e.* augmentation des pressions de remplissage), altération du débit cardiaque et retentissement éventuel sur les cavités droites
  - Éléments en faveur de l'étiologie : Hypokinésie segmentaire, dysfonction valvulaire
- ECG (ischémie, troubles du rythme, trouble de la conduction)
- Cliché de thorax de face, Troponine, BNP, gaz du sang et lactate
- Bilan étiologique et bilan de retentissement systémique en fonction des points d'appel

Diagnostic différentiel

- Autres états de choc
- Œdème aigu pulmonaire
- Embolie pulmonaire
- Dissection aortique

Traitement

- Traitement de l'état de choc
  - Traitement inotrope : Dobutamine
  - Traitement vasopresseur en cas de vasoplégie : Noradrénaline
  - Arrêt des traitements inotropes négatifs, vasodilatateurs et diurétiques (notamment chez les patients ayant une insuffisance cardiaque chronique connue et traitée)
  - Optimisation de la volémie
  - Discuter l'ECMO en cas d'échec du traitement précédent
  - Assurer une transfusion permettant une oxygénation myocardique et viscérale optimale
  - Discuter la transplantation cardiaque en fonction du patient
- Traitement de l'hypoxémie : Oxygénation voire ventilation mécanique
- Traitement étiologique
  - En particulier : SCA : **Coronarographie** et **revascularisation** éventuelle systématiques
  - En cas d'AC/FA : Réduire si possible, ralentir systématiquement
  - Insuffisance mitrale ou aortique : Remplacement de valve ; rétrécissement aortique : Plastie
- Toujours proposer la réhabilitation au décours de l'épisode aigu

« Réflexes cliniques » : Devant tout tableau de choc cardiogénique l'étiologie coronarienne doit être recherchée

« À savoir » : Clinique

A. Étiologies principales du choc cardiogénique

- Le syndrome coronaire aigu est la cause la plus fréquente
- Les troubles du rythme et de la conduction

B. Caractère cardiogénique du choc : Échographie cardiaque

« Réflexes paracliniques» : Devant tout état de choc

- Il convient de suspecter le caractère cardiogénique du choc
- Il est indispensable de réaliser un ECG 12 dérivations

« Réflexes thérapeutiques »

A. Le choc cardiogénique secondaire à une ischémie myocardique doit systématiquement bénéficier d'une **coronarographie** et d'une éventuelle **revascularisation**, quel que soit le délai depuis le début de la douleur thoracique

B. En cas de choc cardiogénique secondaire à une arythmie complète par fibrillation auriculaire, une restauration du rythme sinusal ou à défaut le ralentissement du rythme doit être effectué

C. Valvulopathies responsables du choc cardiogénique

- En cas d'IM ou d'IA il faut remplacer la valve en urgence
- En cas de RA : Lever la sténose probablement par valvuloplastie (pas de TAVI en première intention

« À savoir » : Thérapeutique

A. Le traitement (ou ressuscitation) hémodynamique

- Optimisation de la volémie
- Traitement vasopresseur
- Traitement inotrope

B. En cas de choc cardiogénique compliquant un syndrome coronarien aigu ST+

- Pensez à interrompre les traitements du SCA-ST+ responsables de chute de la pression artérielle
  - β-bloquants
  - Inhibiteurs de l'enzyme de conversions et sartans
  - Eventuellement dérivés nitrés !

C. Devant le choc cardiogénique

- Bas débit cardiaque : Traitement inotrope : Dobutamine
- Persistance d'une hypotension malgré l'amélioration du débit : Traitement vasopresseur : Noradrénaline
- L'association des deux (dobutamine et noradrénaline) peut être remplacée par l'adrénaline

D. Un traitement diurétique peut être poursuivi ou introduit en cas d'œdème aigu pulmonaire

E. Transfusion dans le choc cardiogénique

- En cas de choc cardiogénique d'origine ischémique : Maintenir une hémoglobine autour de 10 g/dl
- En cas de choc cardiogénique d'autre origine : Maintenir une hémoglobine autour de 8 g/dl

F. Valvulopathies responsables du choc cardiogénique

- En cas d'IM ou d'IA il faut remplacer la valve en urgence
- En cas de RA : Lever la sténose probablement par valvuloplastie (pas de TAVI en première intention

Physiopathologie globale au cours de l'insuffisance cardiaque congestive

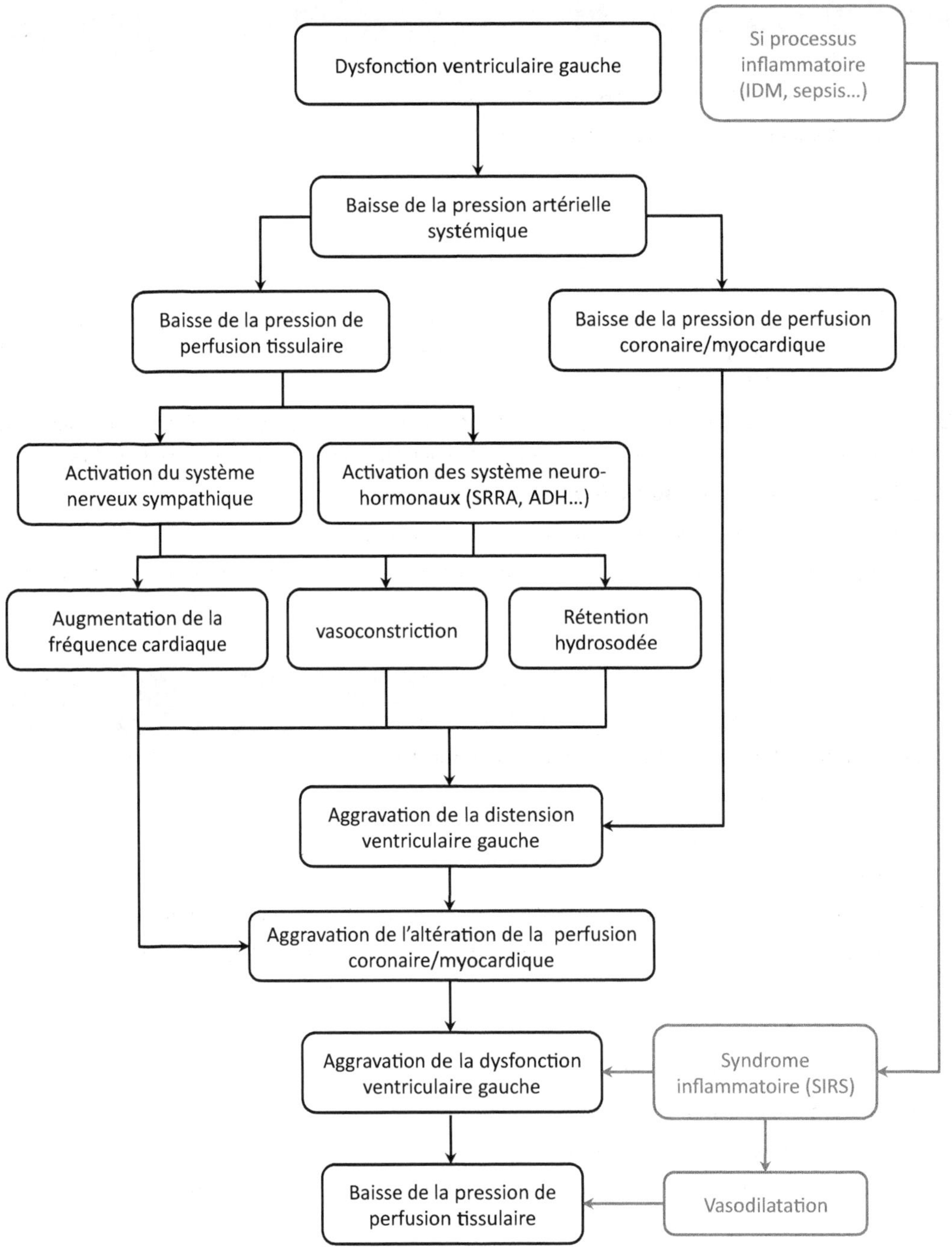

Physiopathologie du choc cardiogénique : Distension VG

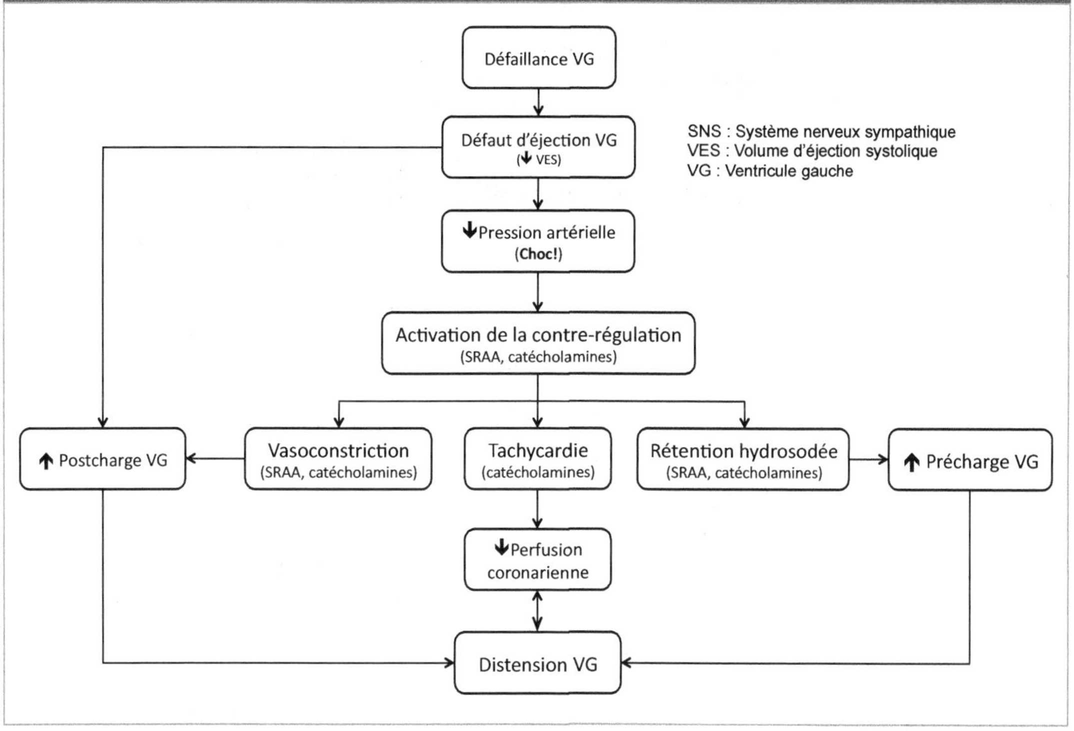

Physiopathologie du choc cardiogénique : Ischémie myocardique

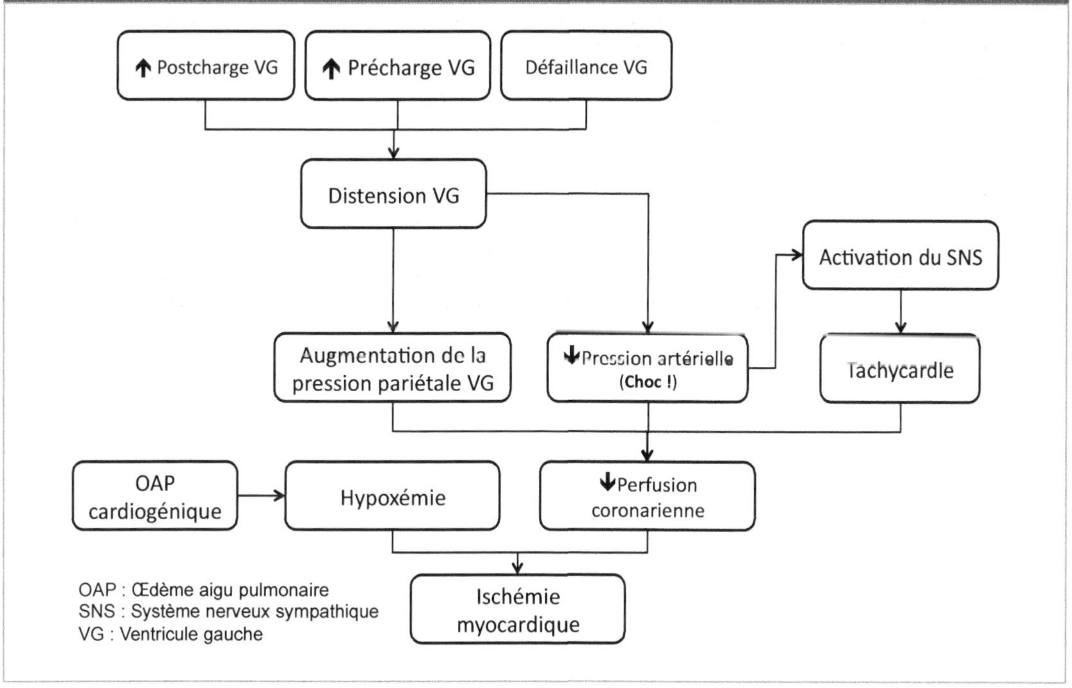

Prise en charge de la décompensation cardiaque aiguë

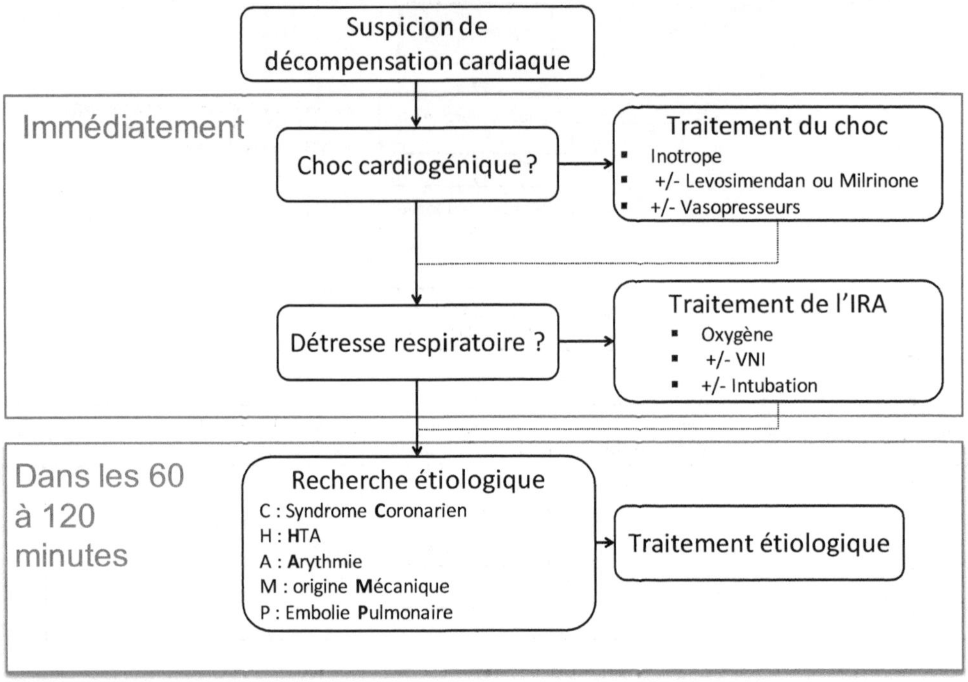

D'après : *ESC Guidelines for the diagnosis and treatment of acute and chronic heart failure. European Society of Cardiology. 2016*

HTA : hypertension artérielle
IRA : Insuffisance respiratoire aiguë
VNI : Ventilation non invasive

- L'oxygénothérapie est préconisée en cas d'hypoxémie (SpO_2 < 90% et/ou PaO_2 < 60 mmHg)
- La ventilation non invasive est proposée en cas de détresse respiratoire (hypoxémie : cf. et Fréquence respiratoire supérieure à 25 c/min)
- L'intubation et la ventilation mécanique invasive sont proposées en cas de défaillance respiratoire avec hypoxémie (PaO_2 < 60 mmHg) et acidose (pH < 7,35) hypercapnique ($PaCO_2$ > 50 mmHg) avec échec ou contre indication à la VNI
- Le traitement inotrope positif (Dobutamine) est préconisé en cas d'hypotension (PAS < 90 mmHg) et ou de signes d'hypoperfusion tissulaire.
- Le Levosimendan (inhibiteur de la phosphodiesterase III) ou la Milrinone peuvent être proposés pour reverser les effets des β-bloquants lorsqu'ils sont possiblement un facteur aggravant de la décompensation cardiaque.
- Les vasopresseurs (Noradrénaline) peuvent être utilisés dans les états de choc cardiogéniques ne répondant pas suffisamment au traitement inotrope, avec persistance de l'hypotension et/ou des signes d'hypoperfusion tissulaire.

N° 328 et N° 329

Choc hémorragique

Module UE n° 11

N° 328 : État de choc : principales étiologies : hypovolémique, septique (voir item 154), cardiogénique, anaphylactique

- Diagnostiquer un état de choc chez l'adulte et chez l'enfant
- Prise en charge immédiate pré-hospitalière et hospitalière
- Reconnaitre et traiter un choc méningococcique – purpura fulminans (posologies) (voir item 148)

N° 329 : Prise en charge immédiate pré-hospitalière et à l'arrivée à l'hôpital, évaluation des complications chez : un brûlé, un polytraumatisé, un traumatisé abdominal, un traumatisé des membres, un traumatisé du rachis, un traumatisé thoracique, un traumatisé oculaire, un patient ayant une plaie des parties molles

ABRÉVIATIONS

- CIVD : Coagulation intravasculaire disséminée
- DAMP : Damage associated molecular pattern
- FOGD : Fibroscopie oeso-grastro-duodénale
- LPS : Lipopolysaccharide
- PAMP : Pathogen associated molecular pattern
- PRR : Pathogen recognition receptor

TEXTE PRINCIPAL

Définition

- Choc hémorragique : Choc secondaire à une spoliation sanguine aiguë

Physiopathologie du choc hémorragique

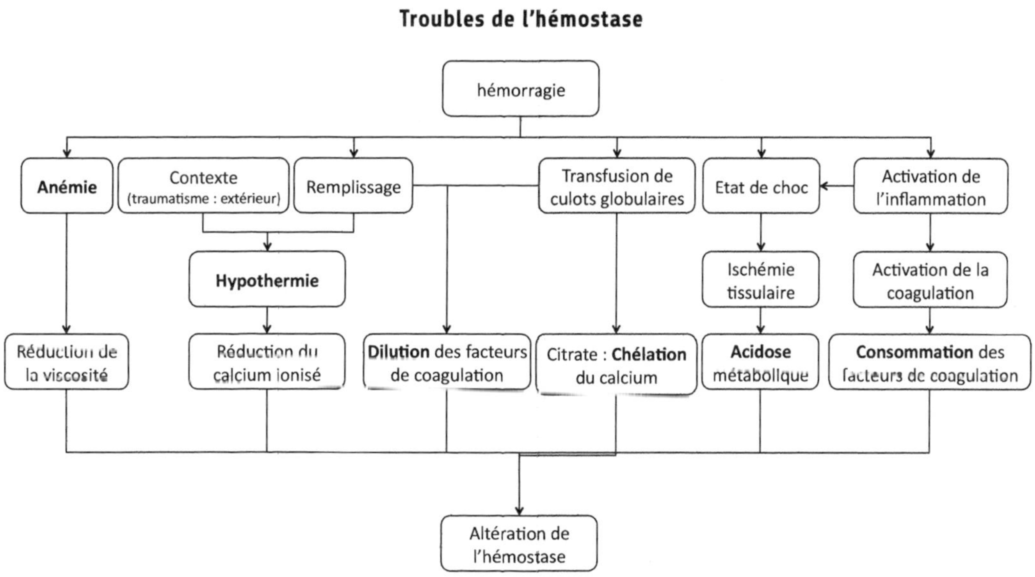

Les troubles de l'hémostase sont d'origine multiple au cours du choc hémorragique. Tous les mécanismes ne sont pas représentés ici puisque certains sont fonction de l'origine du saignement. Ainsi on peut retrouver l'activation de la coagulation et la consommation au premier plan des hémorragies gynécologiques dans le péri-partum ou leur défaut de production dans les hémorragies par rupture de varice œsophagienne en contexte de cirrhose (et donc d'insuffisance hépatocellulaire).
Les paramètres en gras sont ceux qui jouent un rôle important et donc il faut connaître l'existence.

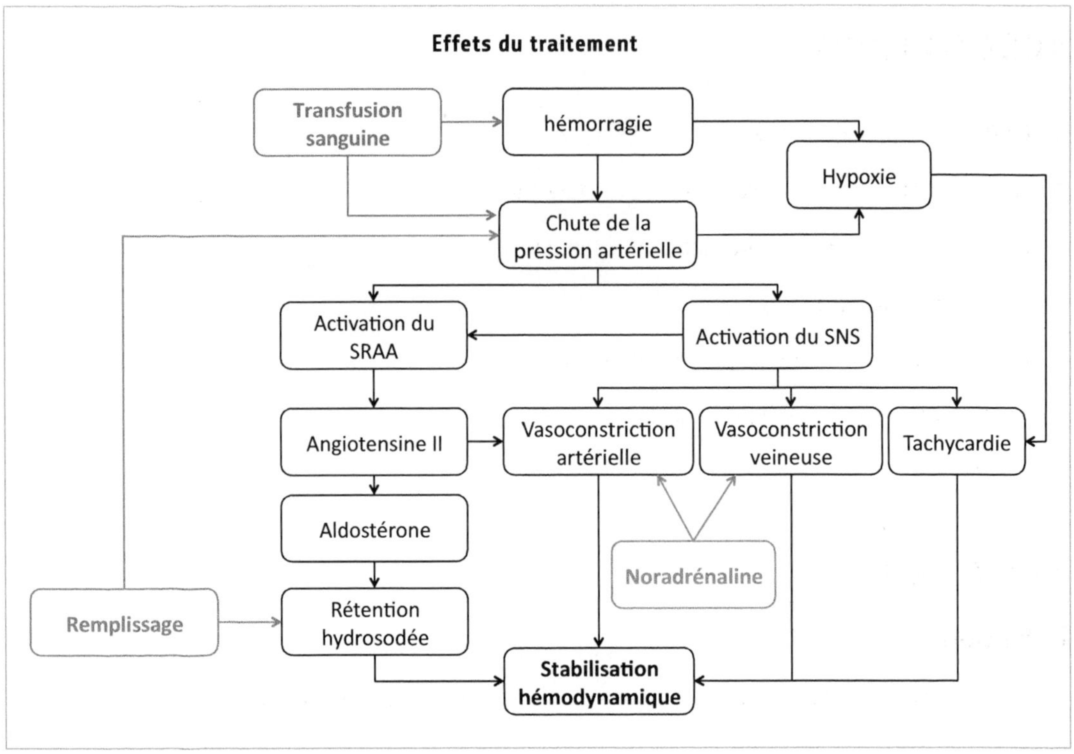
Effets du traitement
Transfusion sanguine
hémorragie
Hypoxie
Chute de la pression artérielle
Activation du SRAA
Activation du SNS
Angiotensine II
Vasoconstriction artérielle
Vasoconstriction veineuse
Tachycardie
Aldostérone
Noradrénaline
Remplissage
Rétention hydrosodée
Stabilisation hémodynamique

Stabilisation initiale

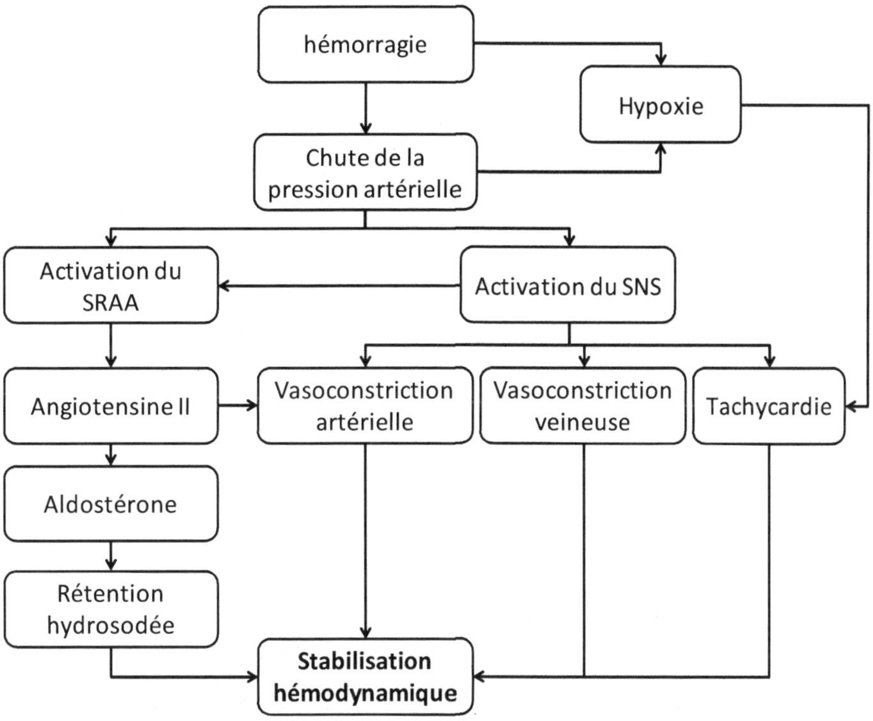

Lors de l'hémorragie, les mécanismes de compensation vont se mettre en place pour maintenir la pression artérielle. Ces mécanismes sont transitoires et ne sont possibles que pour des modification modérée du volume sanguin total. La présence de ces mécanismes a trois conséquences pratiques :

- Ne pas sous estimer la perte sanguine en cas de stabilité de la pression artérielle: la présence d'une tachycardie, d'un pincement de la pression artérielle différentielle (réduction de la pression pulsée) ou d'autre points d'appel faisant évoquer une altération de la perfusion tissulaire) doivent faire évoquer la possibilité d'une perte sanguine importante.
- Ne pas oublier la présence de ces mécanismes en cas de traitement sédatif ou antalgique : ces traitements vont réduire l'effet sympathique et de ce fait risquent d'altérer la compensation mise en place. La mise en place de ces traitements doit être prudente et la chute de pression artérielle doit être prévenue.
- Le système est par nature instable et toute aggravation, même minime de la perte sanguine peut conduire à une altération de l'équilibre et à une chute brutale de la pression artérielle. Cette éventualité doit être évoquée et prévenue aussi souvent que possible.

Réponse inflammatoire secondaire

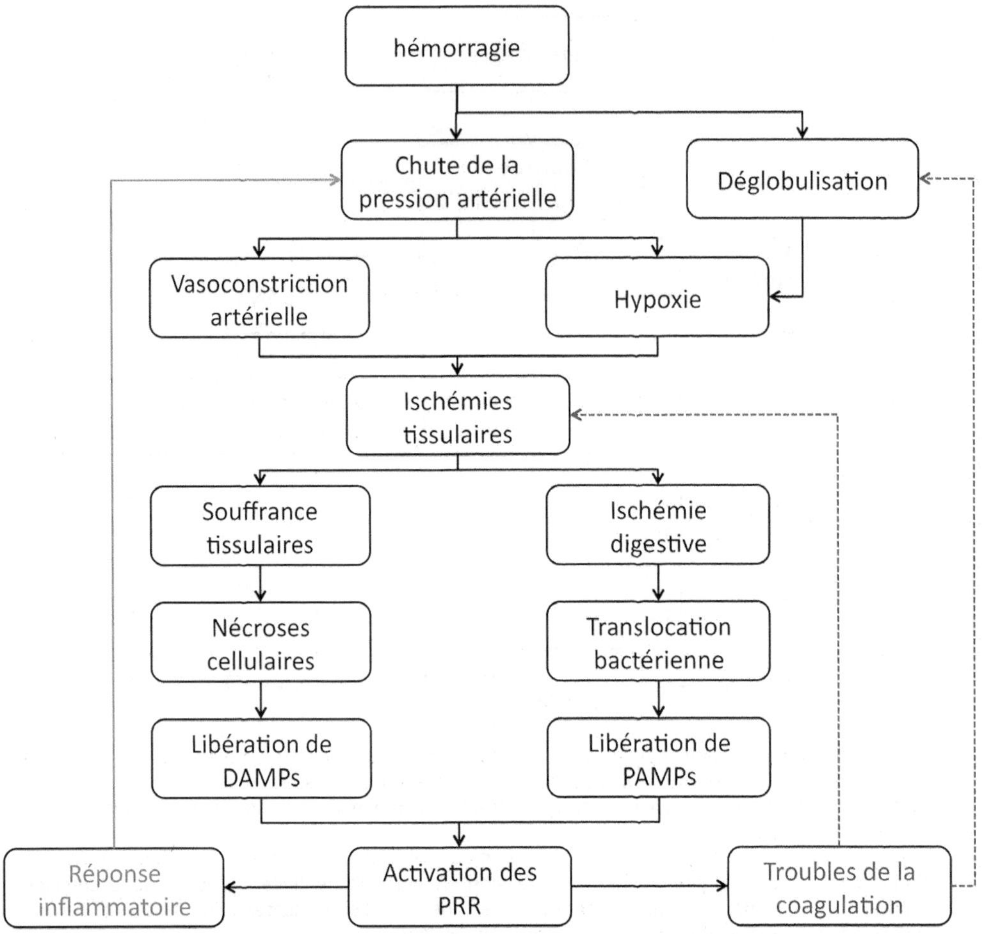

DAMP : Damage associated molecular pattern
PAMP: Pathogen associated molecular pattern
PRR : Pattern recognition receptor

L'hémorragie est responsable d'une chute de pression artérielle et d'une déglobulisation qui vont conduire à une altération de la perfusion tissulaire et à une altération de l'oxygénation cellulaire du fait du défaut de vascularisation et du défaut de transporteur (hémoglobine) dans les territoires perfusés.

L'ensemble de ces anomalies va conduire à une souffrance ischémique qui va aboutir à une nécrose cellulaire et par la même à la libération de structures cellulaires (DAMPs) qui vont activer la réponse inflammatoire.

Lorsque l'organe intéressé est le tube digestif, les lésions conduisent à une fragilisation de la barrière digestive, permettant le passage systémique de fragments bactériens (PAMPs) voire de bactéries entières.

L'ensemble de ces évènements vont conduire à la stimulation des cellules capable de reconnaitre les structures libérées (PAMPs et DAMPs) et les pathogènes entiers, conduisant à une production de médiateurs de l'inflammation et de molécules de destruction microbienne (et tissulaire).

La réponse inflammatoire contient pour partie une activation de la coagulation qui va être responsable de thromboses microcirculatoires aggravant les complications ischémiques et de consommation (parfois importante: coagulation intravasculaire disséminée : CIVD) des facteurs de coagulation, pouvant favoriser la persistance du saignement dans ce contexte hémorragique par absence de disponibilité de facteurs de coagulation au niveau du lieu du saignement.

Tableau clinique

- Choc froid
- L'activation du système nerveux sympathique (et la tachycardie en particulier) vont masquer la gravité réelle du choc initialement (chute de pression artérielle : Perte de 30% du volume sanguin environ) !
- Évaluation de la perte sanguine par la classification ATLS
- Tableau de la cause de l'hémorragie (fonction de l'étiologie)
- Tableau du retentissement systémique de l'état de choc et de l'hypoxie
- Pensez toujours à rechercher une anomalie constitutionnelle ou acquise de la coagulation !

Examens complémentaires

- Évaluation de la perte sanguine : NFS, ou à défaut Hemocue®
- Évaluation de l'hémostase : TP, TCA, fibrinogène, INR (si AVK)
- Évaluation du retentissement tissulaire de l'état de choc
- Recherche de l'origine et de la gravité du saignement +/– intervention
  - Échographie
  - Scanner avec injection de produit de contraste
  - Artériographie +/– embolisation
  - Fibroscopie +/– hémostase locale

Prise en charge thérapeutique

- Stabilisation hémodynamique : Remplissage (NaCl à 9‰) +/– catécholamines (noradrénaline)
- Transfusion :
  - Culots globulaires (O négatifs en urgence) puis
  - Association de culots plaquettaires et de plasma frais congelé en cas d'hémorragie abondante
  - Rythme de transfusion : 2 CG pour un plasma frais et un concentré plaquettaire
  - Objectifs : Hb : 7 et 9 g/dl ; plaquettes ≥ 50 000/mm^3 (en cas de traumatisme crânien : Hb ≥ 10 g/dl ; plaquettes ≥ 100 000/mm^3)
- Traitement de l'hémostase : Par les plasma frais et les transfusions de plaquettes , mais aussi :
  - Fibrinogène : Objectif 1,5 – 2 g/l
  - Maintien du calcium ionisé entre 1,1 et 1,3 mmol/l
  - Acide tranexamique en cas de traumatisme
  - Discuter l'intérêt du facteur VII activé au cas par cas
  - Discuter la desmopressine en cas de traitement par aspirine
- **Hémostase de la lésion hémorragique**
- Prise en charge des complications systémiques de l'état de choc

« Réflexes cliniques »

A. Les troubles de l'hémostase ne sont pas la cause de l'hémorragie : TOUJOURS rechercher l'étiologie du saignement

B. Au cours du choc hémorragique

- La pâleur est l'élément central du choc hémorragique
- La tachycardie précède la chute de pression artérielle
- L'association de pâleur et tachycardie en absence d'hypotension doit faire évoquer l'hémorragie grave !

C. La chute de pression artérielle survient pour une spoliation sanguine d'environ 30 % du volume sanguin circulant du patient !

D. Rechercher systématiquement des anomalies de l'hémostase !

E. Les examens complémentaires ne doivent pas retarder la prise en charge !

« À savoir » : Clinique

A. Les antalgiques et sédatifs risquent de favoriser la chute brutale de pression artérielle par perte de la compensation liée au système nerveux sympathique

B. Au cours du choc hémorragique une bradycardie paradoxale peut survenue en cas de spoliation sanguine massive : Signes de gravité !

C. La bradycardie au cours du choc hémorragique survient pour une perte sanguine de l'ordre de 50 %

D. En absence de tachycardie au cours d'un choc hémorragique rechercher également un médicament bradycardisant

« À savoir » : Paraclinique

A. Au cours du choc hémorragique la concentration en hémoglobine reste longtemps normale

B. Au cours du choc hémorragique le taux de lactate artériel est corrélé au pronostic

C. Le taux de lactate peut être utilisé en première intention pour évaluer le pronostic

« Réflexes thérapeutiques »

A. Choc hémorragique : Stabilisation hémodynamique et Hémostase !

B. Objectifs de transfusion dans le choc hémorragique : 2 culots globulaires pour 1 concentré plaquettaire et 1 plasma frais congelé

C. Objectifs de pression artérielle au cours du choc hémorragique

- En absence de traumatisme cérébral : Pression artérielle systolique entre 80 et 90 mmHg
- En cas de traumatisme cérébral : Pression artérielle systolique ≥ 120 mmHg (PAM ≥ 80 mmHg)

« À savoir » : Thérapeutique

A. Objectifs de transfusion dans le choc hémorragique

- En absence de traumatisme cérébral
  - Hémoglobine entre 7 et 9 g/dl
  - Plaquettes ≥ 50 000 /mm^3
  - Fibrinogène entre 1,5 et 2 g/l
- En cas de traumatisme cérébral
  - Hémoglobine ≥ 10 g/dl
  - Plaquettes ≥ 100 000 /mm^3
  - Fibrinogène entre 1,5 et 2 g/l

B. Troubles de l'hémostase iatrogènes : Mesure correctives

- Troubles de l'hémostase primaire : Desmopressine (si l'antiagrégant est l'aspirine) voire Facteur VIIa
- Traitement antiagrégant par Ticagrélor ou Prasugrel : Transfusions plaquettaires
- Antivitamines K : PPSB et Vitamine K
- Anticoagulants oraux directs : PPSB à forte dose et FEIBA

C. Facteur participant à l'altération de l'hémostase au cours du choc hémorragique

- Anémie
- Hypothermie
- Hypocalcémie
- La transfusion sanguine
- Le remplissage vasculaire
- Coagulopathie de consommation
- Acidose métabolique
- PPSB: Facteurs : Prothrombine, proconvertine, facteur Stuart, facteur anti-hémophilique B
- FEIBA: Factor Eight inhibitor bypassing activity

D. Troubles ioniques dans le choc hémorragique

- Hyperkaliémie
- Hypocalcémie
- Hyperphosphorémie
- Acidose

« À savoir» : Recommandations thérapeutiques de la SFAR 2015

- Objectifs de Pression artérielle avant réalisation de l'hémostase
  - En absence de traumatisme crânien grave
    - Pression artérielle systolique entre 80 et 90 mmHg
    - Pression artérielle moyenne entre 60 et 65 mmHg
  - En cas de traumatisme crânien grave (score de Glasgow ≤ 8) associé
    - Pression artérielle moyenne ≥ 80 mmHg
- Expansion volémique
  - Il faut impérativement limiter le remplissage aux stricts objectifs de pression artérielle

- Usage des Hydroxyéthylamidons :
  - L'usage des hydroxy-éthyl-amidon ne doit s'envisager que lorsque les cristalloïdes sont insuffisants
  - La dose administrée est la plus faible possible
  - La durée d'administration est la plus courte possible
- Objectifs de transfusions
  - En absence de traumatisme cérébral
    - Hémoglobine entre 7 et 9 g/dl
    - Plaquettes ≥ 50 000 /mm^3
    - Fibrinogène entre 1,5 et 2 g/l
  - En cas de traumatisme cérébral
    - Hémoglobine ≥ 10 g/dl
    - Plaquettes ≥ 100 000 /mm^3
    - Fibrinogène entre 1,5 et 2 g/l
- Troubles de l'hémostase iatrogène : mesures correctives :
  - En cas de traitement antiagrégant plaquettaire (par Ticagrélor ou Prasugrel) :
    - Transfusion de plaquettes (indépendamment du taux de plaquettes circulantes
  - En cas de traitement par antivitamine K :
    - Transfusion de PPSB : 25 UI/kg (en UI de facteur IX)
    - PPSB : Complexe prothrombinique : Prothrombine, Proconvertine, Facteur Stuart, Facteur anti-hémophilique B
    - Administration de Vitamine K : 10 mg
  - En cas de traitement par anticoagulant oral direct (AOD, anciennement NACO)
    - Transfusion de PPSB : 50UI/kg (en UI de facteur IX)
    - Ou : Transfusion de FEIBA : 30 à 50 UI/kg

D'après : *Recommandations sur la réanimation du choc hémorragique. Société française d'anesthésie et de réanimation*, 2015

« Astuce » Traitement de l'hémorragie : STOP

- S : Search : Rechercher l'hémorragie et les facteurs de perturbation de la coagulation
- T : Treat : Traitement du saignement (hémostase) et de la coagulopathie éventuelle
- O : Observe : Surveillance de l'efficacité du traitement
- P : Prevention : Prévention de la récidive hémorragique à court terme (coagulopathie) et à long terme (prévention de la récidive des pathologies hémorragiques chroniques)

Prise en charge thérapeutique du choc hémorragique

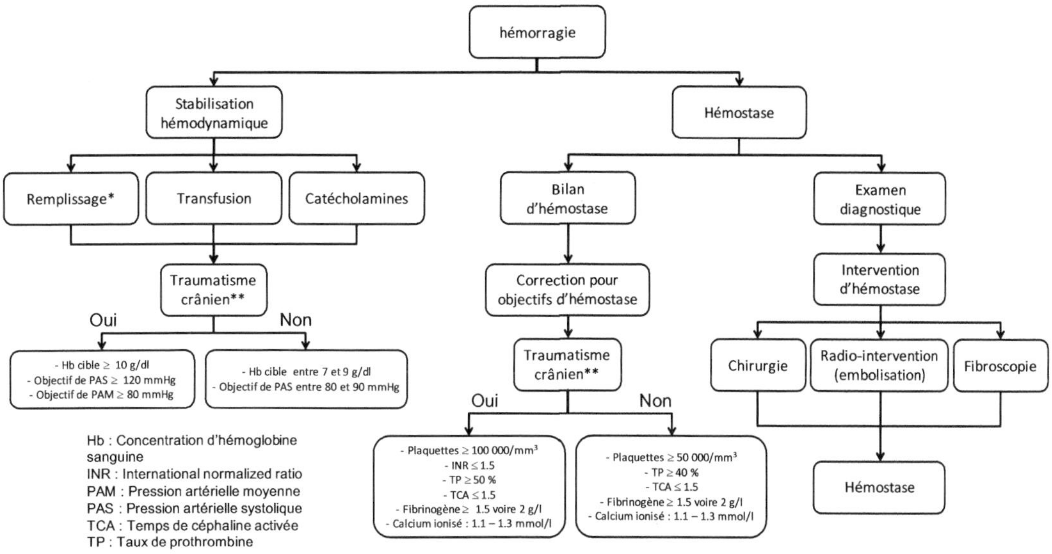

Hb : Concentration d'hémoglobine sanguine
INR : International normalized ratio
PAM : Pression artérielle moyenne
PAS : Pression artérielle systolique
TCA : Temps de céphaline activée
TP : Taux de prothrombine

* Le remplissage initial précédant l'introduction des catécholamines doit être de 1000 à 1500 ml. Il ne faut pas attendre davantage avant de débuter le traitement par catécholamine (Noradrénaline dans ce contexte) afin d'éviter le retard à la stabilisation hémodynamique. Le remplissage pourra être secondairement poursuivi, en association avec la suppléance par catécholamines.

** Le traumatisme crânien intéressé par ces mesures est défini par l'association du traumatisme et de l'altération de la vigilance avec score de Glasgow ≤ 8

N° 328 et N° 333

Anaphylaxie

Module UE n° 11

N° 328 : État de choc : principales étiologies : hypovolémique, septique (voir item 154), cardiogénique, anaphylactique

- Diagnostiquer un état de choc chez l'adulte et chez l'enfant
- Prise en charge immédiate pré-hospitalière et hospitalière
- Reconnaitre et traiter un choc méningococcique – purpura fulminans (posologies) (voir item 148)

N° 333 : Œdème de Quincke et anaphylaxie

- Diagnostiquer un œdème de Quincke et une anaphylaxie
- Prise en charge immédiate préhospitalière et hospitalière (posologies)

ABRÉVIATIONS

- IMAO : Inhibiteurs de la monoamine oxydase
- PAS : Pression artérielle systolique
- TLR : Toll-like receptor

TEXTE PRINCIPAL

Définition

- Anaphylaxie : Définition précise. Correspond à une réaction immunitaire suraiguë lors de l'exposition à un agent précis, le plus souvent « allergène »
- Choc anaphylactique : État de choc secondaire à une anaphylaxie sévère

Physiopathologie

- L'anaphylaxie est secondaire à la reconnaissance d'un antigène (non pathogène) par des IgE
- Les récepteurs de haute affinité se trouvent sur :
  - Les polynucléaires basophiles circulants
  - Les mastocytes tissulaires
- La reconnaissance de l'antigène conduit à la libération de médiateurs préformés (histamine +++)

Tableau clinique

- L'anaphylaxie est un diagnostic clinique !
- Anamnèse : Notion d'exposition à un facteur de risque d'anaphylaxie
- Clinique : Symptomatologie
  - Cutanés et muqueuse +++ (prurit, urticaire)
  - Respiratoire : Bronchospasme (crise d'asthme)
  - Hémodynamique : Hypotension pouvant évoluer vers le choc
  - Digestifs, non spécifiques
- Biologie : Dosage d'histamine et de tryptase (dans les 30 minutes à deux heures puis dans les 24 h)

Diagnostic différentiel

- Autres états de choc : En particulier choc septique
- Phéochromocytome
- Rupture de kyste hydatique
- Réaction immunitaire aux Helminthes
- Intoxications alimentaires (aliments riche en histamine, glutamate)

Traitement

- Stabilisation respiratoire : Oxygénation, prévoir les difficultés d'intubation
- Stabilisation hémodynamique : Surveillance, remplissage voire catécholamines
- Traitement de l'anaphylaxie
  - Adrénaline : 500 µg par voie IM
  - Antihistaminique H1 : Hydroxyzine dichlohydrate-Atarax® : 100 mg +/– Antihistaminique H2 : Ranitidine-Azantac® : 150 mg
  - Corticoïdes : Methylprednisolone-Solumédrol® : 1 à 2 mg/kg
  - En cas de bronchospasme : Aérosols de β2-mimétiques (cf. Asthme aigu grave)
- Surveillance rapprochée d'au moins 6 h dans les formes peu graves et d'au moins 24 h dans les formes sévères, notamment les états de choc anaphylactique

Prise en charge à long terme

- Prévention de la récidive !!
- Éviction du facteur déclenchant lorsqu'il est connu (et évitable)
- Éducation du patient
- Information du patient, des médecins traitants et port d'une carte de patient anaphylactique
- Confirmation de l'anaphylaxie (si l'agent n'est pas identifié)
- Discuter la désensibilisation
- Toujours : Ordonnance d'adrénaline injectable pour le patient (et éducation) : Anapen® ou Epipen® ou Jext®

« À savoir » : Subtilité de la définition des recommandations 2016 de la SFMU

- Il est indiqué « les manifestations cutanéomuqueuses isolées ne constituent pas une anaphylaxie »
- Il faut cependant garder en mémoire que l'atteinte muqueuse, en particulier ORL peut constituer une anaphylaxie
  - Atteinte cutanéomuqueuse
  - Atteinte respiratoire (du fait de la dyspnée liée à l'atteinte muqueuse ORL) !!

« Réflexes cliniques »

A. La réaction anaphylactique survient dans l'heure suivant l'exposition

B. Enanthème ORL : Correspond à l'œdème de Quincke

C. Œdème de Quincke : Urgence immédiate : Risque de survenue d'une obstruction des voies aériennes hautes !

« À savoir » : Gravité immédiate de l'anaphylaxie

- Il n'existe pas de facteur prédictif de la sévérité d'une anaphylaxie au début de son évolution.
- Toute anaphylaxie doit donc être prise en charge

« Réflexes thérapeutiques » : Choc anaphylactique :

Urgence thérapeutique : AUCUN examen complémentaire ne doit retarder la prise en charge thérapeutique !

« À savoir » : Thérapeutique

A. Le traitement du choc anaphylactique est centré sur l'adrénaline !

B. Adrénaline au cours de l'anaphylactique grave : Injection intramusculaire / Adrénaline : 0,01 mg/kg

C. Arrêt cardiorespiratoire : Pas de particularité de prise en charge

D. Le pronostic de l'accès anaphylactique est centré sur la détresse respiratoire

Définition de l'anaphylaxie

- Le diagnostic d'anaphylaxie est probable lorsqu'un des trois critères est présent
  - **Critère 1** : Absence d'argument pour une exposition à un allergène, mais
    - Survenue brutale (minutes ou heures) d'une symptomatologie cutanée et/ou muqueuse : Prurit et/ou érythème, urticaire, œdème de la lèvre, de la langue ou de la luette
    - Associée à au moins un des signes suivants
      - Signes respiratoires : Dyspnée, bronchospasme, stridor, désaturation
      - Signes hémodynamiques : Chute de PAS (< 90 mmHg), syncope
  - **Critère 2** : Exposition à un probable allergène et présence d'au moins de des signes suivants
    - Cutanés et/ou muqueux : Prurit et/ou érythème, urticaire, œdème de la lèvre, de la langue ou de la luette
    - Respiratoires : Dyspnée, bronchospasme, stridor, désaturation
    - Hémodynamiques : Chute de PAS (< 90 mmHg ou chute de plus de 30 % par rapport à la PAS de base), syncope
    - Digestifs : Douleurs abdominales, vomissements
  - **Critère 3** : Exposition à un allergène connu et chute de PAS (< 90 mmHg ou chute de plus de 30 % par rapport à la PAS de base)

D'après : *World Allergy Organization Guidelines for the Assessment and Management of Anaphylaxis. WAO journal 2011; 4:13-37*

Délais de survenue de l'anaphylaxie après exposition

- Exposition médicamenteuse : Quelques minutes
- Exposition aux venins d'hyménoptères : Environ 15 minutes
- Exposition alimentaire : Environ 30 minutes

« Astuce » : Le traitement du choc anaphylactique ABCDE

- A : Airway : Assurer la liberté des voies aériennes et l'oxygénation adéquate
- B : Breathing : Assurer la qualité de la respiration (rechercher des bruits anormaux indicateurs d'obstruction, traitement d'un asthme...)
- C : Circulation : Évaluer la qualité de l'hémodynamique et prendre en charge en fonction
- D : Disability : Évaluer l'état neurologique, trouver l'étiologie éventuelle et traitement d'un trouble de la vigilance ou d'un coma
- E : Exposure : Éviction systématique des facteurs (supposés) responsables !

D'après le : *Resuscitation council 2008*

« À savoir » : Recommandations peri-opératoires et de l'anaphylaxie aux produits sanguins labiles

- Des recommandations particulières, françaises sont établies dans ce contexte
- La dose d'adrénaline est fonction de la classification de Ring et Mesmer
- Dans ce contexte l'adrénaline est proposée par voie intraveineuse
- Les bolus seront fait toute les une à deux minutes
  - Grade I : Pas d'injection d'adrénaline
  - Grade II : Bolus de 10 à 20 µg
  - Grade III : Bolus de 100 à 200 µg
  - Grade IV : Se rapporter aux recommandations sur l'arrêt cardiocirculatoire

« À savoir »: Cas particulier de l'œdème de Quincke et de l'œdème angioneurotique

Œdème de Quincke

- Forme localisée d'anaphylaxie responsable d'un œdème ORL notamment oral
- Le traitement est celui de l'anaphylaxie : Adrénaline, antihistaminiques, corticoïdes
- Pensez dans ce contexte à l'oxygénation et à la préparation d'une éventuelle intubation difficile !

Œdème angioneurotique

- Secondaire au déficit en inhibiteur de la esterase (du complément)
- Facteur déclenchant : Un traumatisme, un stress ou une prise médicamenteuse (IEC, œstrogènes)
- Œdème muqueux marqué, mais **peu érythémateux** et **non prurigineux**
- Traitement
  - **Adrénaline est peu efficace**
  - Le traitement de l'épisode aigu consiste en l'administration de
    - L'enzyme manquante : Berinert®
    - Un inhibiteur du récepteur de la bradykinine : Icatibant-Firazyr®
  - Le traitement de fond repose sur le danazol ou l'acide tranexamique

Prise en charge initiale de l'anaphylaxie de la phase aiguë

D'après : *Prise en charge de l'anaphylaxie en médecine d'urgence. Ann. Fr. Med. Urgence (2016)*

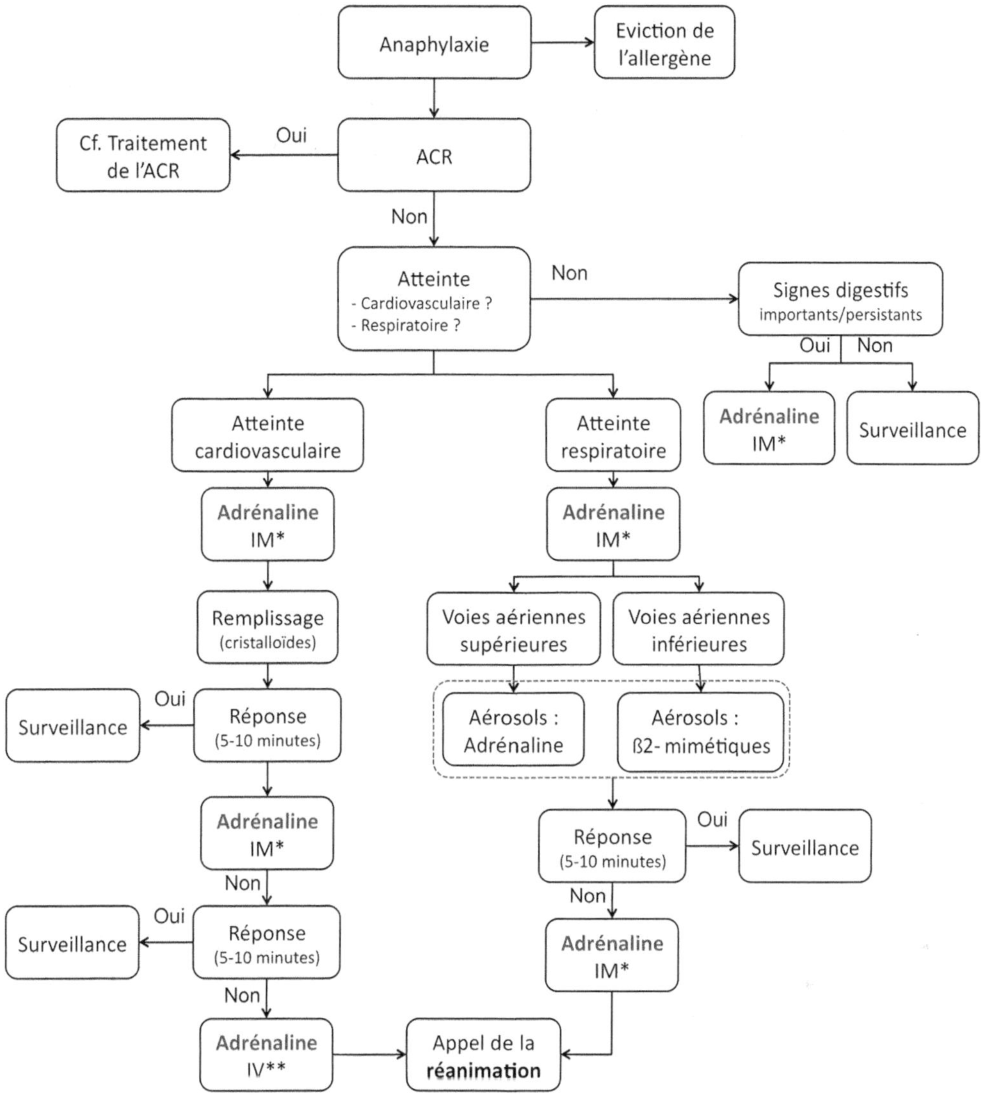

Prise en charge de l'anaphylaxie : l'anaphylaxie est une urgence diagnostique et thérapeutique. Dans les formes les plus graves (atteintes respiratoire ou hémodynamique, l'usage d'adrénaline doit être large.
En cas d'absence de réponse satisfaisante au traitement initial, une seconde dose d'adrénaline IM est possible dans les deux situations, mais la seconde dose doit déclencher l'appel du réanimateur, notamment du fait du risque d'intubation et en l'occurrence d'intubation difficile. Donc toute seconde dose d'adrénaline doit impérativement faire craindre une intubation difficile potentielle et conduire à l'appel de la réanimation.
A l'inverse dans les atteintes cardiovasculaires, l'attente de l'efficacité de la seconde dose d'adrénaline IM est acceptable avant d'informer la réanimation.
NB : L'administration de corticoïdes et d'antihistaminique n'est pas indiquée dans l'arbre décisionnel mais sera systématiquement associée.

* Adrénaline IM : Par autoinjecteur : 300 µg ou sans auto-injecteur : 500 µg
** Adrénaline IV :
- Bolus : 50 µg
- Débit continu (après le bolus) : 1 µg/kg/min

Prise en charge de l'anaphylaxie au-delà de la phase aiguë

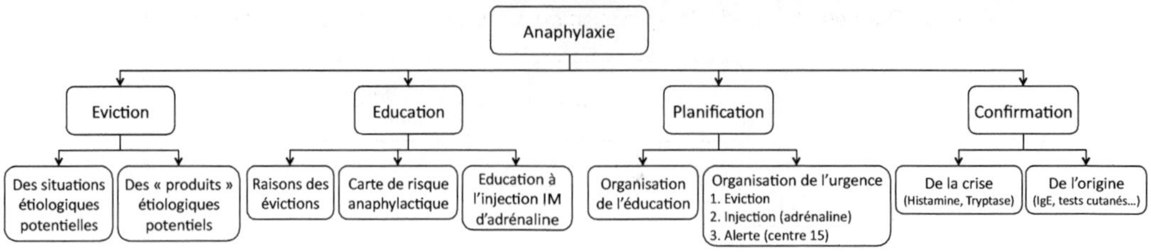

N° 354

Détresse respiratoire aiguë de l'adulte

Module UE n° 11

N° 354 : Détresse respiratoire aiguë de l'adulte

- Diagnostiquer un corps étranger du carrefour aérodigestif et des voies aériennes
- Diagnostiquer une détresse respiratoire aiguë du nourrisson, de l'enfant et de l'adulte
- Identifier les situations d'urgence et planifier leur prise en charge préhospitalière et hospitalière

ABRÉVIATIONS

- ECMO : Extra-corporeal membrane oxygenation
- OAP : Œdème aigu pulmonaire
- PaO_2/FiO_2 : Rapport de la pression partielle artérielle en oxygène sur la fraction inspirée d'oxygène
- PEEP : Positive end expiratory pressure (ou pression positive de fin d'expiration)
- PNN : Polynucléaires neutrophiles
- SDRA : Syndrome de détresse respiratoire aiguë de l'adulte
- SRAS : Syndrome respiratoire aigu sévère
- TRALI : Transfusion related acute lung injury

TEXTE PRINCIPAL

Définition

- Dégradation respiratoire aiguë (≤ 7 jours)
- Présence d'opacités bilatérales sur le cliché thoracique
- L'insuffisance cardiaque est absence ou insuffisance pour expliquer le tableau
- Le rapport $PaO_2/FiO_2 < 300$ mmHg avec un niveau de PEEP ≥ 5 cm H_20

- Trois phases :
  - Aiguë ($J_0 - J_7$) : Inflammation
  - Subaiguë ($J_7 - J_{14}$): Réduction de l'inflammation et début de la réponse cicatricielle
  - Chronique (> J_{14}): Fibro-prolifération (cicatrisation)
- Étiologies
  - Agression pulmonaire directe
    - Infection : Pneumonies, notamment bactériennes (+++)
    - Traumatisme (traumatisme thoracique, chirurgie)
    - Embolie pulmonaire (cruorique, graisseuse, amniotique, gazeuse)
    - Toxique (plus rare, mais classique (fumées d'incendie, inhalation de vomissements…)
  - Agression pulmonaire indirecte
    - Classique : Pancréatite
    - Infectieuses : Toutes les infections graves !
    - État de choc : Septique (+++), hémorragique plus rarement
    - Causes ischémiques
    - Causes traumatiques et chirurgicales
- Bilan paraclinique
  - Du SDRA : Gaz du sang, cliché thoracique de face, échographie cardiaque
  - De la pathologie causale (fonction des points d'appel)
  - Des comorbidités (et de leur décompensation éventuelle

- Diagnostic différentiel
  - Œdème aigu pulmonaire
  - Pneumonie
  - Exacerbation de BPCO
  - Asthme aigu grave
- Prise en charge thérapeutique du SDRA
  - Ventilation protectrice : Volume courant (Vt) : 6 ml/kg de poids théorique
  - FiO_2 pour objectif de saturation entre 88 et 96 %
  - PEEP adaptée à la FiO_2 et à la saturation du patient
  - Pression de plateau < 30 cmH_2O et Pression de crête < 50 cmH_2O
  - Si $PaO_2/FiO_2 < 150$: Curarisation (Cisatracurium) transitoire de 48h
  - Si $PaO_2/FiO_2 < 100$: Discuter le décubitus ventral
  - En cas d'évolution défavorable : Discuter la curarisation, le NO voire l'ECMO
- Prise en charge thérapeutique de la pathologie causale : Systématique, fonction de la maladie
- Prévention et traitement des complications de la ventilation et des complications de la réanimation
- Mortalité : Jusqu'à 50% des patients
- Séquelles : Jusqu'à 50% des survivants

Définition du syndrome de détresse respiratoire aiguë (SDRA) (définition de Berlin 2012)

- Clinique : Dégradation de l'état respiratoire ***aiguë***
  - Évolution dans les 7 jours suivant l'exposition au facteur de risque ou le début de l'atteinte respiratoire
- Radiographie : Présence d'opacités parenchymateuses bilatérales n'étant pas totalement expliquée par la présence
  - De troubles de ventilation (atélectasies)
  - D'épanchements pleuraux
  - De nodules (quels qu'en soient l'origine)
  - De masse(s) parenchymateuse(s)
- Le tableau ne peut être *entièrement* expliqué par la présence d'une insuffisance cardiaque ou d'un excès de remplissage vasculaire
- Altération de l'hématose : Rapport $PaO_2/FiO_2 < 300$ mmHg avec un niveau de PEEP ≥ 5 cm H_20

■ La gravité du SDRA est définie en fonction de l'altération de l'hématose

- PaO_2/FiO_2 entre 200 et 300 mmHg : SDRA peu sévère
- PaO_2/FiO_2 entre 100 et 200 mmHg : SDRA modéré
- PaO_2/FiO_2 inférieur à 100 mmHg : SDRA sévère

Rapport PaO_2/FiO_2 : pression partielle en oxygène sur les gaz du sang artériels/ Fraction inhalée d'oxygène

PEEP : Pression positive de fin d'expiration (cf. Bases de la ventilation mécanique)

« À savoir » : Physiopathologie

A. Physiopathologie du SDRA

- L'élément central de la physiopathologie du SDRA est la présence d'un ***œdème pulmonaire lésionnel*** (qui s'oppose à l'œdème pulmonaire hydrostatique de l'œdème aigue pulmonaire cardiogénique)

B. Physiopathologie du SDRA

- Processus inflammatoire
- Activation des
  - Polynucléaires neutrophiles
  - Plaquettes
  - Cellules endothéliales
- Constitution d'un œdème interstitiel puis alvéolaire inflammation (non hydrostatique)
- Infiltration des polynucléaires neutrophiles
- Destruction de l'épithélium alvéolaire
  - Des pneumocytes de type I : Altération de la structure alvéolaire
  - Des pneumocytes de type II : Altération du métabolisme du surfactant
- L'ensemble de ces mécanismes conduisent à une altération de l'hématose
- Régression progressive secondaire de la réponse inflammatoire
  - Réduction de la perméabilité endothéliale
  - Réparation de l'endothélium
  - Réparation de l'épithélium alvéolaire
    - Prolifération des pneumocytes de type II
    - Différentiation des pneumocytes de type II et pneumocytes de type I
  - Infiltration de monocytes
  - Résorption des débris par
    - Les monocytes et les macrophages alvéolaires
    - +/– les pneumocytes de type II
  - Infiltration de fibroblastes
  - Production de collagène

C. Altération de l'hématose dans le SDRA

- Présence d'œdème dans les alvéoles
- Présence d'éléments figurés dans les alvéoles (**PNN**, monocytes, macrophages)
- Collapsus des alvéoles (risque de shunt)
- Augmentation de l'épaisseur de la membrane alvéolocapillaire
- Thromboses capillaires (risque d'espace mort)

« Réflexes cliniques »

- Le SDRA est un syndrome, il faut dont systématiquement rechercher la maladie causale !

« À savoir » : Physiopathologie : Phase inflammatoire du SDRA

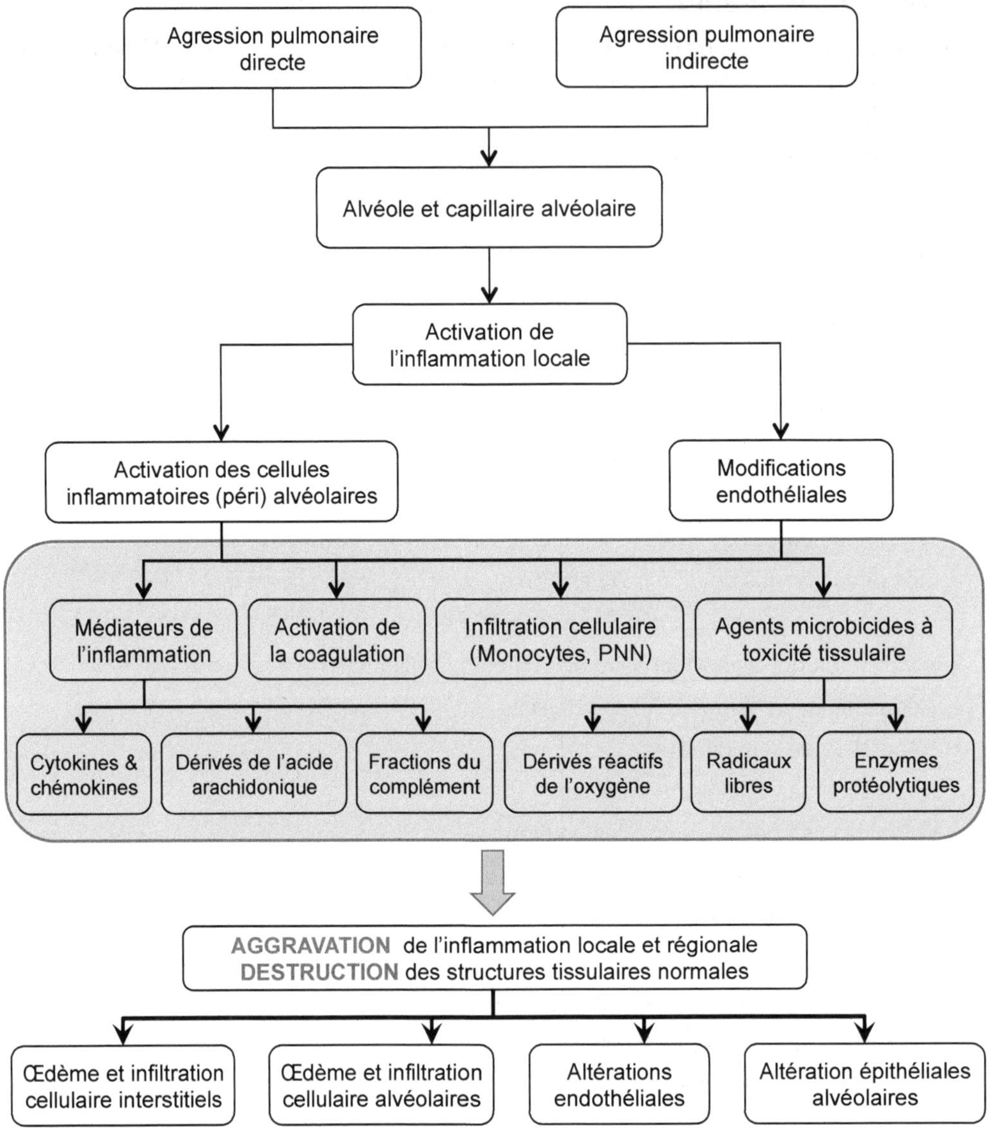

Phase initiale du SDRA : Activation de la réponse inflammatoire

Différences OAP / SDRA

	OAP	SDRA
Dyspnée	+	+
Rapidité d'installation	+	+
Douleur thoracique	-	-
Tachycardie	+	+
Bronchorrhée	+/-	+/-
Fièvre	**-**	**Fréquente**
Crépitants	+	+
Bruit de galop	**+**	**-**
Œdème déclives	**+**	**-**
Reflux hépato-jugulaire voire turgescence jugulaire	**+**	**-**
Hypoxémie	+	+
Hypocapnie	+	+
Présence d'opacités alvéolaires bilatérales	+	+
Cardiomégalie sur le cliché thoracique de face	**+**	**-**
Hyperleucocytose	**+/-**	**+**
Élévation du B-natriuretic peptide (BNP)	**+**	**-**
Élévation des biomarqueurs de l'inflammation (CRP, PCT)	**-**	**Fréquente**

« Réflexe » : Prise en charge thérapeutique du SDRA

(D'après la définition de Berlin 2012)

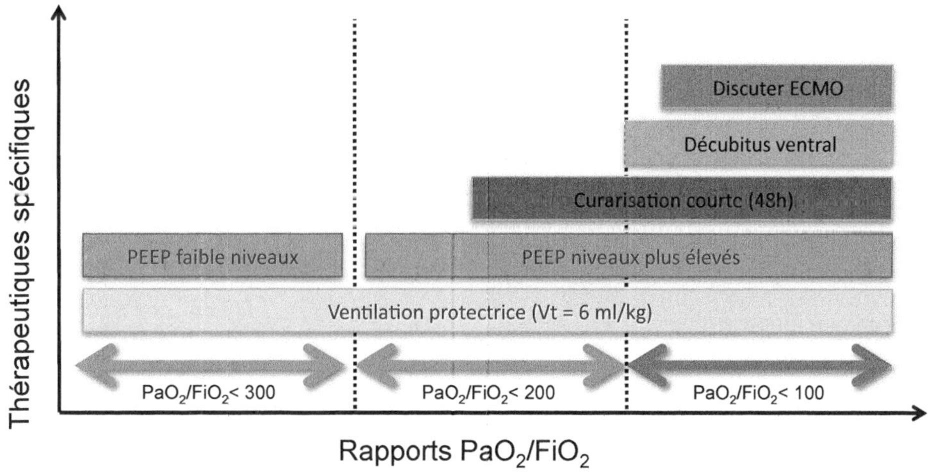

« Réflexes thérapeutiques » : Traitement du SDRA

- Ventilation mécanique
- Ventilation protectrice : Volume courant 6 ml/kg de poids théorique
- FiO_2 pour SpO_2 entre 88 % et 96 %
- Niveau de PEEP fonction de la FiO_2 nécessaire
- Si $PaO_2/FiO_2 < 150$: Curarisation pendant 48 h (et plus si nécessaire)
- Si $PaO_2/FiO_2 < 100$: Séances de décubitus ventral

TRALI (Transfusion Related Acute Lung Injury)

- SDRA secondaire à des transfusions abondantes, généralement par allo-immunisation (contre les PNN)
- Épidémiologie
  - 0,014 à 0,08 % de l'ensemble des transfusions
  - Soit 0,04-0,16 % des patients transfusés
- On distingue :
  - TRALI immuns : Présence d'anticorps anti-HLA ou anti-leucocytes, en particulier anti-PNN
  - TRALI non immuns : Absence d'anticorps
- Physiopathologie
  - Activation immunitaire par exposition à des allo-antigènes (anti-PNN et anti-HLA de classe I)
  - Ces antigènes sont généralement exprimés par les PNN présents dans les culots globulaires
  - La réponse est à la fois leucocytaires et endothéliales (cellules endothéliales pulmonaires !)
- Tableau clinique
  - Survient dans les 6 heures suivant la transfusion
  - Tableau de SDRA
  - Présence d'anticorps
    - Anti-PNN : Dirigés contre les Human Neutrophil Alloantigens (HNA)
    - Anti-HLA de classe I (exprimés par les cellules endothéliales)
- La prise en charge thérapeutique est celle
  - Traitement de la cause de la transfusion
  - Traitement du SDRA
  - Traitement des complications de la pathologie causale
  - Prévention / traitement des décompensations de comorbidités et des complications de décubitus
  - La prévention se fait par
    - Réduction des transfusions
    - Déleucocytation et filtrage du sang des culots globulaires
    - Exclusion du don du sang des volontaires dont les culots sont responsable de TRALI
- Évolution
  - Le plus souvent favorable dans les 2 à 4 jours
  - L'infiltrat pulmonaire est régressif dans 80 % en 4 jours
  - La mortalité serait de 9 à 20 % des cas

Régions du parenchyme au cours de la ventilation du SDRA

D'après Monoley ED. Brit. J Anesthesiol. 2004

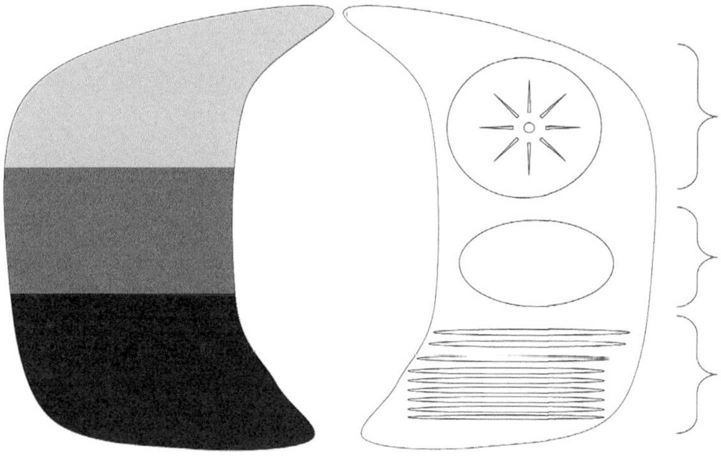

Territoire à risque de surdistention en cas de volume courant trop élevé (« Babylung »)

Territoire soumis à des contraintes d'étirement importantes

Territoire atélectasié du fait de la pathologie respiratoire et des difficultés de ventilation

N° 151

Pneumonies aiguës communautaires sévères

Module UE n° 6

n° 151 : Infections broncho-pulmonaires communautaires de l'adulte et de l'enfant

- Connaître la prévalence des agents infectieux
- Diagnostiquer les complications et connaître les critères d'hospitalisation ainsi que les traitements des bronchites aiguës, des bronchiolites, des exacerbations de BPCO et des pneumonies communautaires
- Connaître le traitement de la pneumonie à pneumocoque

ABRÉVIATIONS

- BPCO : Bronchopneumonie chronique obstructive
- CRP : C-Reactive protein
- PAC : Pneumonie aiguë communautaire
- PCT : Procalcitonine
- NFS : Numération formule sanguine
- PNN : Polynucléaires neutrophiles
- PVL : Leucocidine (ou toxine) de Panton & Valentine
- SARM PVL+ : *S. aureus* résistant à la méticilline et porteur de la leucocidine de Panton & Valentine

TEXTE PRINCIPAL

- La pneumonie aiguë communautaire est fréquente et potentiellement grave
- La gravité tient à la fois
  - Aux signes de gravité
    - Éléments de sepsis sévère (essentiellement biologiques)
    - Signes cliniques respiratoires, hémodynamiques, neurologiques
  - Au terrain du patient (facteurs de risque de mortalité)
  - Au risque de mauvaise observance
- On distingue deux tableaux
  - La pneumonie franche (lobaire) aiguë
    - Début brutal et signes francs (fièvre élevée, douleurs, dyspnée importante)
    - Liée majoritairement à *S. pneumoniae*
    - Opacités alvéolaires, bien systématisées sur le cliché thoracique
  - La pneumonie atypique
    - Début progressifs et évolution plus discrète
    - Liée essentiellement aux germes atypiques (*Chlamydiae* spp., *Mycoplasma* spp.)
    - Opacités interstitielles mal systématisées sur le cliché thoracique
- Le germe le plus fréquent des pneumonies communautaire est *S. pneumoniae*
- *L. pneumophila* peut être responsable d'un tableau de pneumonie franche ou atypique
- Les germes les plus fréquents dans les formes graves sont :
  - *S. pneumoniae*
  - *S. aureus* (penser aux formes productrices de PVL, notamment en cas de syndrome grippal)
  - *L. pneumophila*
  - *P. aeruginosa* (chez les BPCO)

- Documentation microbiologique : Doit être systématique pour les patients hospitalisés
  - ECBC
  - Hémocultures
  - Antigénuries *L. pneumophila* et/ou *S. pneumoniae* en fonction du contexte
  - Prélèvements invasifs possibles en réanimation chez les patients ventilés
- Diagnostic différentiel :
  - Bronchite aiguë (virale le plus souvent)
  - Exacerbation de BPCO
  - Pneumonie chronique (auto-immunes)
  - Cancer broncho-pulmonaire
  - Embolie pulmonaire (éventuellement associée à une nécrose localisée)
  - Inhalation de corps étranger (avec atélectasie)
  - Atélectasie (quelle que soit la cause)
  - Epanchement pleural isolé (notamment exsudatif)
- Traitement
  - Antibiotiques / Oxygène / Antalgiques
  - L'antibiothérapie doit être administrée dans les 4h
  - L'antibiothérapie probabiliste doit TOUJOURS couvrir *S. pneumoniae*
  - Penser à couvrir *L. pneumophila*, si : Forme grave/signes extra-respiratoires/cas groupés
  - Penser à couvrir *S. aureus* PVL+ en cas de syndrome pseudo-grippal
  - Antibiothérapie
    - Cf. Encadrés des recommandations
    - En cas de doute sur la bonne antibiothérapie : Ceftriaxone ET Spiramycine
    - Raisonnement pratique antibiotique : Cf. arbre décisionnel
- Surveillance de la décroissance de la fièvre
- Toujours réaliser un cliché de contrôle à deux mois de l'antibiothérapie

« À savoir » : Éléments de gravité au cours de la pneumonie communautaire sévère

- Terrain
  - Contexte social et psychologique : Le patient va-t-il prendre son traitement ?
    - Troubles psychiatriques
    - Incompréhension de la maladie
    - Entourage familial (voire notion de domicile)
  - Contexte médical : Le patient a-t-il une fragilité particulière?
    - Traitement immunodépresseur (immunosuppresseurs, corticoïdes)
    - Maladie responsable d'une immunodépression (cancer, infection par le VIH, diabète mal équilibré, alcoolisme, asplénie)
- Anamnèse
  - Altération importante de l'état général
  - Risque de défaut de prise antibiotique (vomissements ?)

- Examen physique
  - Signes respiratoires : Signes de lutte voire d'épuisement respiratoire
  - Signes hémodynamiques signes de mauvaise tolérance, voire de choc
  - Signes neurologiques : Troubles de vigilance
- Examens complémentaires
  - Hypoxémie sévère ($PaO_2/FiO_2 < 250$ ou $PaO_2 < 60$ mmHg en air ambiant)
  - Hypercapnie (signant l'épuisement respiratoire)
  - Acidose respiratoire (secondaire à l'hypercapnie) (pH< 7,30)
  - Signes biologiques de sepsis sévère (retentissement systémique de l'infection)
  - Cliché thoracique
    - Poumon pathologique sous jacent
    - Opacités diffuses (bilatérales en particulier)
    - Opacités s'étendant rapidement (extension > 50 % en 48 h)

Documentation microbiologique en fonction du contexte

Lieu de la prise en charge thérapeutique	Documentation microbiologique
En ville	**Aucun**
Aux urgences **En hospitalisation traditionnelle**	Hémocultures ECBC Antigénurie *Legionella pneumophila* si - Tableau grave - Tableau évocateur d'infection à *L. pneumophila* - Contexte épidémique
En soins intensifs et/ou **Réanimation**	Hémocultures Antigénurie *Legionella pneumophila* Antigénurie Streptococcus pneumoniae Prélèvement(s) invasif(s) - Lavage broncho alvéolaire, et/ou - Aspiration trachéale (remplace généralement l'ECBC), et/ou - Prélèvement distal protégé ou Brosse de Wimberley

Adapté d'après la conférence de consensus (SRLF, SPLF, SPILF, 2006)

« Réflexes thérapeutiques »

- Légionellose : Penser à la déclaration obligatoire !
- Dans les Pneumonies communautaire : Contrôle systématique du cliché thoracique à 2 mois !
- En cas de tabagisme : Toujours suggérer l'arrêt du tabac et proposer l'accompagnement !
- En cas de maladie chronique (respiratoire ou non) : Penser à l'éducation !

« À savoir » : Thérapeutique

- L'antibiothérapie est une urgence thérapeutique
  - Dans le choc septique : Dans l'heure suivant l'introduction des catécholamines
  - Dans la pneumonie sans choc : Dans **les 4 heures** suivant la consultation
- *Fluoroquinolones antipneumococciques*
  - *Utiliser Levofloxacine*
  - *N'utiliser qu'en cas d'allergie aux β-lactamines*
- Télithromycine : Attention à l'allongement du QTc

Décision d'hospitalisation

Raisonnement concernant l'hospitalisation au cours des PAC

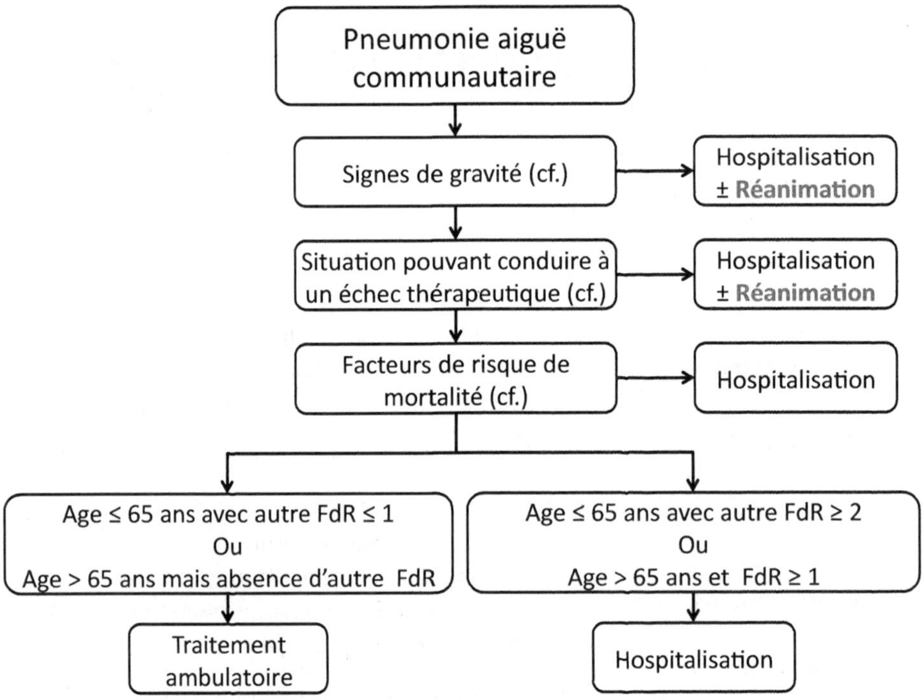

Adapté d'après la mise au point de 2010 (SPLF, SPILF, ANSM) de la conférence de consensus (SRLF, SPLF, SPILF 2006)

Antibiothérapie : Pneumonies communautaires bactériennes hospitalisées mais non graves

- Argument en faveur de *S. pneumoniae* : Amoxicilline
- Absence d'argument en faveur de *S. pneumoniae* :
  - Sujet jeune : Amoxicilline ou Pristinamycine
    - En cas d'allergie aux β-lactamines : Pristinamycine
  - Sujet âgé : Amoxicilline & acide clavulanique
  - Présence de comorbidité : Cefotaxime ou Ceftriaxone
    - En cas d'allergie aux β-lactamines : Fluoroquinolones antipneumococciques
  - En cas d'échec à 48 heures : Ajout de macrolide (ex. : Spiramycine)

D'après : *Antibiothérapie par voie générale dans les infections respiratoires basses de l'adulte. Mise au point (des recommandations de 2006). SPLF. SPILF (et AFSSAPS/ANSM). 2010*

Antibiothérapie : Pneumonies communautaires bactériennes graves (hospitalisées en réanimation)

- Absence de facteur de risque de *Pseudomonas aeruginosa*
  - Ceftiaxone (ou Cefotaxime) ET Macrolide (ex. : Spiramycine)
- Présence de facteur de risque de *Pseudomonas aeruginosa*
  - β-lactamine anti-Pseudomonas ET aminoside et macrolide
    - β-lactamine anti-Pseudomonas : Piperacilline + tazobactam ; carbapénème
    - Aminoside : Amikacine ou Tobramycine
    - Macrolide : Spiramycine
  - En cas d'allergie aux β-lactamine : Traitement spécialisé anti-Pseudomonas

Les facteurs de risque de pneumonie à *P. aeruginosa* : Dilatation des bronches, mucoviscidose ou antécédent d'exacerbation de bronchopathie chronique obstructive à *P. aeruginosa*

D'après : *Antibiothérapie par voie générale dans les infections respiratoires basses de l'adulte. Mise au point (des recommandations de 2006). SPLF. SPILF (et AFSSAPS/ANSM), 2010*

« À savoir » : Antibiothérapie contre Legionella pneumophila

- Formes non graves
  - Macrolide (ex. : Spiramycine) en monothérapie
  - Pendant 8 à 14 jours
- Formes graves (immunodéprimé ou hospitalisation en soins intensifs)
  - Monothérapie par Fluoroquinolone : Ofloxacine ou Ciprofloxacine
  - Bithérapie par Fluoroquinolone ET macrolide
  - Pendant 21 jours !

D'après : *Antibiothérapie par voie générale dans les infections respiratoires basses de l'adulte. Mise au point (des recommandations de 2006). SPLF. SPILF (et AFSSAPS/ANSM). 2010*

« À savoir » : Cas particulier du contexte grippal ou pseudo-grippal et gravité nécessitant la réanimation

- En absence de signe évocateur d'un SARM PVL+
  - ▶ Cefotaxime ET Macrolide (ex. : Spiramycine)
- En présence de signes évocateurs d'un SARM PVL+ (nécroses, choc septique, hémoptysie abondantes) :
  - ▶ Cefotaxime ET Glycopeptide (Vancomycine) ET Clindamycine/ou Rifampicine
  - ▶ Ou : Cefotaxime ET Linezolid
- **Désescalade** après documentation
  - ▶ Présence de *Streptococcus pneumoniae* seul : Poursuite Cefotaxime seule
  - ▶ Présence de *Staphylococcus aureus*
    - Sensible à la méticilline sans PVL : Oxacilline ou Cloxacilline. Arrêt des autres antibiotiques
    - Sensible à la méticilline PVL+ : Oxacilline ou Cloxacilline ET Clindamycine/ou Rifampicine
    - Résistant à la méticilline sans PVL : Glycopeptide (Vancomycine) ou Linezolid
    - Résistant à la méticilline PVL+ :
      - Glycopeptide (Vancomycine) ET Clindamycine

D'après : *Antibiothérapie par voie générale dans les infections respiratoires basses de l'adulte. Mise au point (des recommandations de 2006). SPLF. SPILF (et AFSSAPS/ANSM), 2010*

Raisonnement antibiotique devant une pneumonie communautaire sévère

Décision antibiotique devant une pneumonie communautaire grave

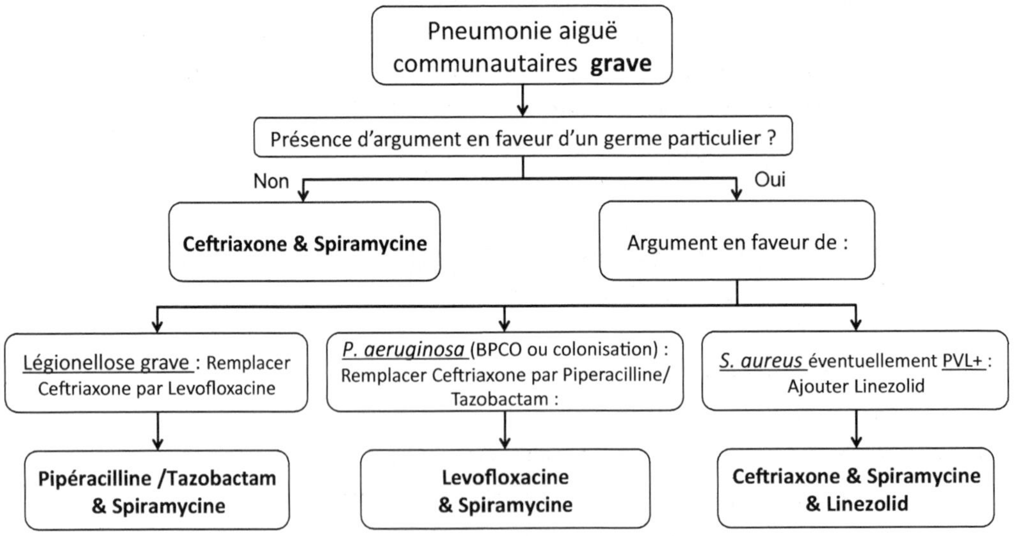

NB 1 : il faut toujours idéalement connaitre les recommandations concernant l'antibiothérapie des pneumonies aiguës communautaires, cependant en cas de doute, cet arbre simplifié peut aider à mettre en route une antibiothérapie efficace même si toutes les subtilités des recommandations ne sont pas représentées.
NB 2 : Ceci ne concerne que les formes « graves » nécessitant l'hospitalisation du patient

N° 224

Embolie pulmonaire grave

Module UE n° 8

N° 224 : Thrombose veineuse profonde et embolie pulmonaire

- Diagnostiquer une thrombose veineuse profonde et/ou une embolie pulmonaire
- Identifier les situations d'urgence et planifier leur prise en charge
- Argumenter l'attitude thérapeutique et planifier le suivi du patient
- Connaître les indications et les limites du bilan de thrombophilie

NB : Référence également à la question n° 326 : Prescription et surveillance des classes de médicaments les plus courant chez l'adulte et chez l'enfant. Connaître pour chacune les mécanismes d'action de classe et des produits individuels, les principes du bon usage, les critères de choix d'un médicament en première intention, les causes d'échec, les principaux effets indésirables et interactions.

N° 224

Embolie pulmonaire grave

Module UE n° 8

ABRÉVIATIONS

- AVK : Anti-vitamine K
- BNP : B-Natriuretic peptide
- EP : Embolie pulmonaire
- HBPM : Héparine de bas poids moléculaire
- HTAP : Hypertension artérielle pulmonaire
- VD : Ventricule droit

TEXTE PRINCIPAL

- Embolie pulmonaire : Interruption de la vascularisation artérielle pulmonaire
- Évaluation de la gravité de l'EP : Définition actuelle de la société européenne de cardiologie
    - EP à « haut risque » : Présence d'un état de choc
    - EP à « risque intermédiaire » : Altération myocardique et/ou dysfonction VD
    - EP à « risque faible » : Absence de choc et de dysfonction cardiaque
- Définition de l'altération myocardique : Élévation de la troponine
- Définition de la dysfonction VD : Biologie (élévation du BNP) et/ou échographie (dilatation VD, hypokinésie, augmentation des pressions droites)
- NB : Toutes les embolies pulmonaires ne sont pas cruoriques
- Toute ischémie systémique en contexte d'EP doit faire évoquer une réouverture du foramen ovale
- Facteurs favorisant la formation du thrombus cruorique : Triade de Virchow

Physiopathologie de l'embolie pulmonaire

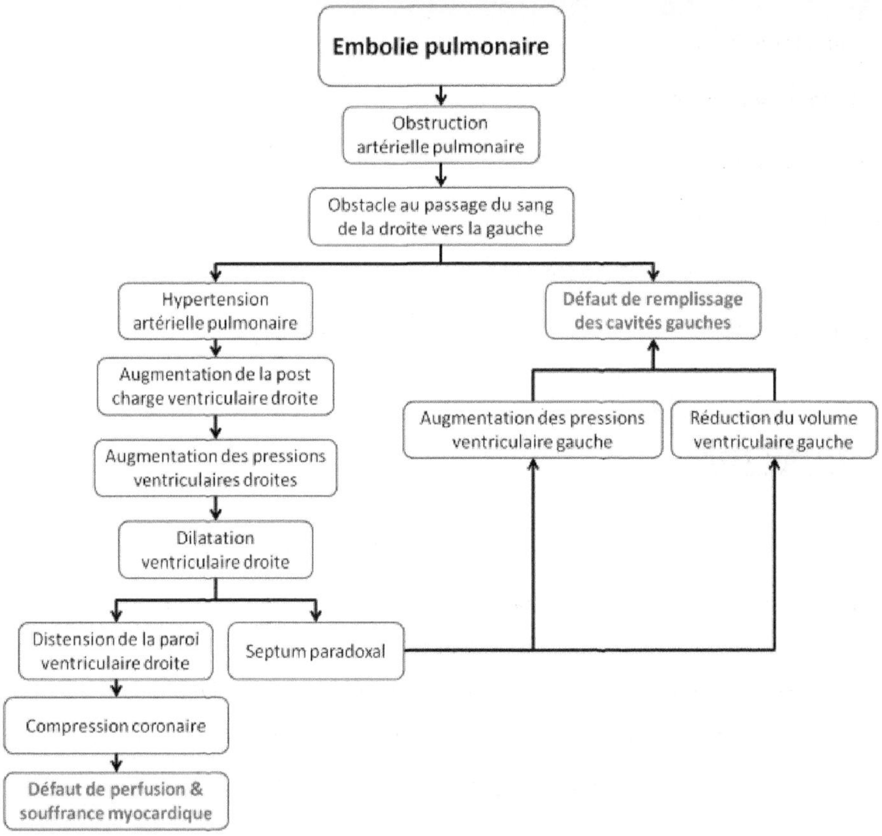

- Diagnostic
  - Clinique
    - Facteurs favorisants (immobilité, chirurgie, cancer)
    - Signes en faveur d'une thrombose veineuse profonde (50 % des cas)
    - Tableau évocateur : Douleur thoracique, dyspnée, hémoptysie, malaise, fébricule
    - Hypoxémie (cyanose, baisse de la SpO_2)
    - Augmentation des pressions droite : Signes d'insuffisance cardiaque droite
    - NB : Auscultation le plus souvent normale !
    - Signes cardiaques (+++) : Tachycardie (le plus fréquent), arythmie
    - Signes de mauvaise tolérance : Cardiovasculaires, respiratoires, neurologiques
    - Penser à rechercher les signes de gravité !
  - Biologie
    - Gaz du sang : Effet shunt
    - Cliché thoracique : Normal ou signe de Werstermarck ou opacité d'infarctus pulmonaire. Parfois dilatation VD (en « sabot »)
    - ECG : Tachycardie, troubles du rythmes, signes droits voire S_IQ_{III}
    - Échographie cardiaque : Augmentation de pressions droites ou diagnostic différentiel
  - Confirmation diagnostique
    - Le raisonnement diagnostique est fonction de la probabilité et de la gravité
      - En cas de choc : angioscanner et à défaut échographie cardiaque
      - En absence de choc : calcul d'un score de probabilité

- La probabilité peut être déterminée par un score (de Wells ou de Genève)
  - Probabilité faible ou intermédiaire : D-dimères +/– Angioscanner
  - Probabilité élevée : Angioscanner en première intention
- En cas de contre-indication à l'angioscanner : Scintigraphie pulmonaire de ventilation/perfusion

■ Diagnostic différentiel
- Pneumonie infectieux ou toxique ou allergique, plus rarement médicamenteuse
- Décompensation d'une affection respiratoire chronique
- Asthme aigu
- Pneumothorax
- Œdème pulmonaire cardiogénique, décompensation cardiaque globale
- Inhalation de corps étranger
- Atteinte cardiaque

■ Traitement
- De l'embolie pulmonaire : Anticoagulation (Tinzaparine ou Enoxaparine ou Fondaparinux)
- En cas de choc secondaire à l'EP :
  - Thrombolyse (en absence de contre-indication) : Alteplase
  - En cas de contre-indication : Discuter la thrombectomie chirurgicale
- Traitement symptomatique : Oxygène, antalgiques, anxiolytiques

« Réflexes cliniques »

A. Toute ischémie systémique (en particulier cérébrale !) dans un contexte de maladie thromboembolique doit faire évoquer une réouverture du foramen ovale !

B. Devant toute suspicion d'embolie pulmonaire il faut rechercher
- Des signes de gravité (cf.)
- Des comorbidités aggravant le pronostic
- Des pathologies favorisantes, en particulier
  - Cancer+++
  - Immobilisation, quelle que soit la cause
  - Traumatisme ou chirurgie (petit bassin+++)
  - Grossesse
  - Voyage
  - Antécédent de maladie thromboembolique
- Les contre-indications à l'anticoagulation et à la thrombolyse !

« À savoir » : Clinique

A. La triade de Virchow

- Stase veineuse
- Lésion endothéliale
- Pathologie de la coagulation

B. Causes de signes cardiaques droits aigus

- Embolie pulmonaire
- Infarctus du ventricule droit
- Rupture septale
- Tamponnade péricardique
- Dissection de l'aorte (généralement par tamponnade sur hémopericarde)
- Myocardite (dans ce cas le tableau est généralement une décompensation cardiaque globale)
- Causes les plus fréquentes +++ :
  - Insuffisance respiratoire aiguë hypoxique (asthme grave, pneumonie, SDRA, décompensation de BPCO...)
  - Décompensation cardiaque globale sur insuffisance cardiaque (généralement congestive)

« Réflexe » : Classification de la gravité de l'embolie pulmonaire : cf. arbre décisionnel

Évaluation de la gravité de l'embolie pulmonaire

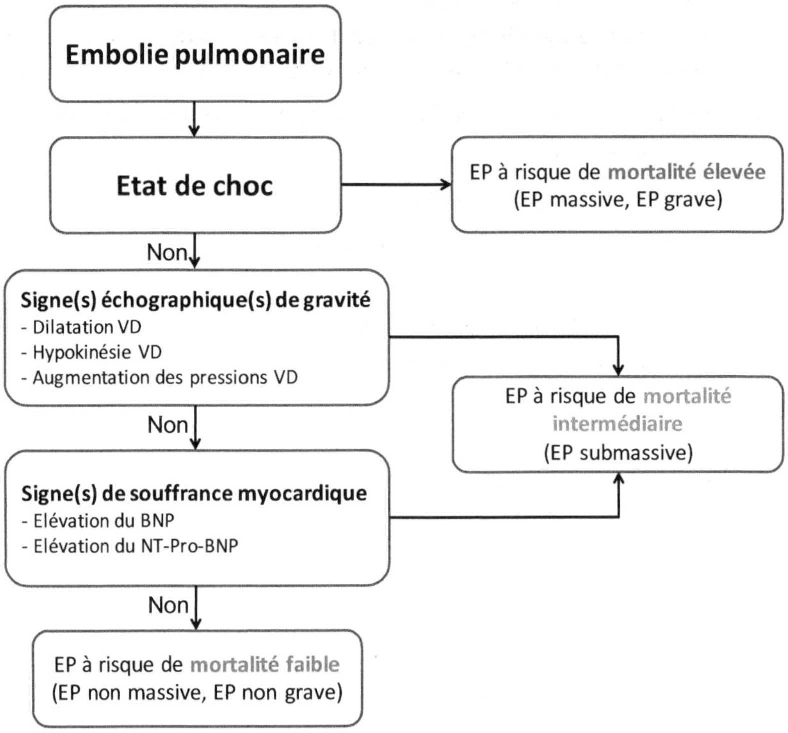

NB : *Si le cathétérisme droit existe en théorie (et dans les recommandations), il est exceptionnellement réalisé en pratique pour deux raisons :*
- Peu d'apport dans ce contexte par rapport à l'échographie cardiaque
- La mise en place du cathéter dans ce contexte contre indique la thrombolyse ultérieure!

« À savoir » : Signes de gravité cliniques de l'embolie pulmonaire

- Terrain
  - Insuffisance respiratoire chronique
  - Insuffisance cardiaque
  - Cardiopathie ischémique
- Anamnèse
  - Lipothymie
  - Syncope
- Signes de détresse respiratoire
  - Polypnée
  - Cyanose
- Tachycardie > 120 bpm
- Signes d'insuffisance cardiaque droite
  - Turgescence jugulaire
- État de choc
  - Froideur des extrémités
  - Chute de la pression artérielle systolique en deçà de 90 mmHg
  - Chute de la pression artérielle diastolique en deçà de 60 mmHg
  - Nécessité d'introduction de drogue vasoactive
- Défaillance neurologique
  - Somnolence
  - Coma
- Biologiques
  - Hypoxémie : PaO_2 < 60 mmHg
  - Acidose : PH < 7,30
  - Hyperlactatémie

Score de Wells

Item	Points
Cancer évolutif	1
Symptôme clinique de TVP	3
Fréquence cardiaque > 100 bpm	1,5
Immobilisation ou chirurgie dans le mois précédent	1,5
Antécédent de MTE	1,5
Hémoptysie	1
Absence de diagnostic alterne	3

Interprétation

Score	Probabilité clinique d'EP
Inférieur à 2	Faible
Entre 2 et 6	Intermédiaire
Supérieur à 6	Forte

Score de Genève

Item	Points
Facteurs de risque	
Âge > 65 ans	1
Antécédent de MTE (TVP ou EP)	3
Intervention chirurgicale ou fracture	2
Cancer	2
Symptômes	
Douleurs unilatérale de membre inférieur	3
Hémoptysie	2
Signes	
Fréquence cardiaque entre 75 et 94 bpm	3
Fréquence cardiaque ≥ 95 bpm	5
Œdème d'un mollet et douleur à la palpation	4

Interprétation du score

Score	Probabilité clinique d'EP
Entre 0 et 3	Faible
Entre 4 et 10	Intermédiaire
Supérieur ou égal à 11	Forte

« Réflexes paracliniques » : Causes de détresse respiratoire à cliché thoracique (sensiblement) normal

- Embolie pulmonaire
- Asthme aigu grave
- Corps étranger dans les voies aériennes (sous glottiques généralement dans ce contexte)
- Cause cardiaque : Syndrome coronaire aigu, péricardite, dissection aortique
- Atteinte œsophagienne : Spasme, infection, tumeur ou perforation de l'œsophage
- Médiastinite (quelle qu'en soit l'origine)

« À savoir » : Paraclinique

A. Électrocardiogramme dans l'embolie pulmonaire

- Arguments en faveur d'une atteinte des cavités droites
- Arguments en faveur d'une souffrance myocardique diffuse
- Arguments en faveur d'une nécrose myocardique

B. Diagnostic de l'embolie pulmonaire

- Scintigraphie de ventilation et de perfusion
  - Défaut de perfusion dans un territoire normalement ventilé
  - À l'inverse l'absence de défaut de perfusion élimine le diagnostic d'EP
  - Dans les situations moins claires, sont utilisés les critères du groupe PIOPED (cf.)
- Angioscanner thoracique spiralé multibarrettes
  - Augmentation de la taille des vaisseaux
  - Lacunes intravasculaires
  - Margination du produit de contraste en périphérie du vaisseau (aspect en cible)
  - Image en rail (en coupe longitudinale du vaisseau, plus rare)

C. Intérêt de l'échocardiographie dans l'embolie pulmonaire

- Argument indirect de la présence d'une EP (HTAP, Cœur pulmonaire aigu)
- Confirmation diagnostique de la présence d'un thrombus (proximal)
- Recherche de diagnostics différentiels (autres causes de cœur pulmonaire)
- Recherche de signes de gravité

« Stratégie diagnostique de l'embolie pulmonaire »

Stratégie diagnostique de l'embolie pulmonaire

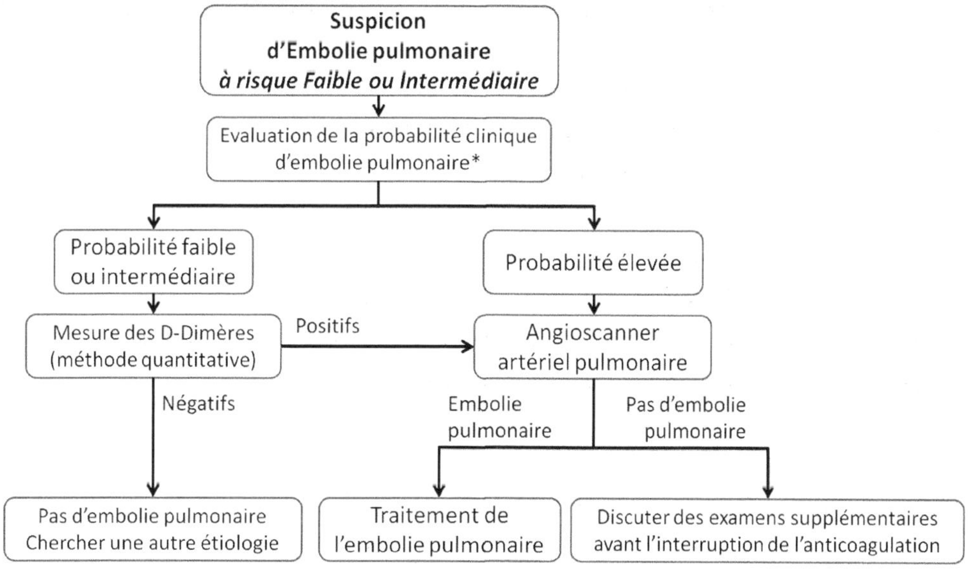

*L'évaluation de la probabilité clinique d'embolie pulmonaire se fait par le calcul du score de probabilité d'embolie pulmonaire de Wells ou celui de Genève

Stratégie diagnostique de l'embolie pulmonaire

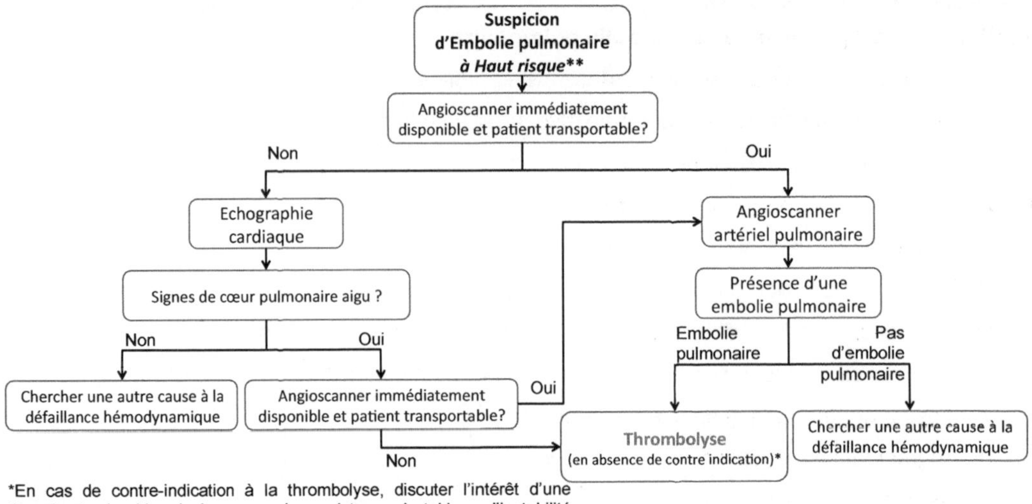

*En cas de contre-indication à la thrombolyse, discuter l'intérêt d'une thrombectomie chirurgicale en cas de persistance du tableau d'instabilité hémodynamique.
**Présence d'une défaillance hémodynamique (cf. QS)

« À savoir » : Thérapeutique

A. Traitement anticoagulant

- Quand débuter
  - Probabilité clinique faible ou intermédiaire : Dès la confirmation diagnostique
  - Probabilité clinique forte : Dès l'évocation diagnostique sans attendre la confirmation
- Durée du traitement
  - Fonction des facteurs déclenchant la maladie thromboembolique
    - Facteur transitoire et supprimé : 3 mois
    - Facteur persistant (ex. : Cancer) : Plus de 6 mois, idéalement jusqu'à disparition du facteur de risque identifié
    - Embolie pulmonaire idiopathique : Au moins 6 mois

B. Relais héparine (ou fondaparinux) / antivitamine K (AVK)

- Les AVK doivent être débutés précocement : Dès J1
- L'héparine ou fondaparinux peut être interrompu lorsque sont réunis les arguments suivants
  - Au moins 5 jours de traitement anticoagulant
  - Au moins deux INR supérieurs à 2 à 24h d'intervalle
- NB : Toujours penser à ***l'éducation du patient*** et au ***carnet de suivi*** pour la gestion des AVK !

C. Contre-indication absolues à l'usage des HBPM

- Insuffisance rénale sévère (Clearance de créatinine < 30 ml/min)
- Lésion susceptible de saigner
- Antécédent d'hémorragie cérébrale
- Antécédent de thrombopénie induite par l'héparine de type II

D. Traitement par héparine = Risque de thrombopénie induite par l'héparine de type II

E. Thrombolyse au cours de l'embolie pulmonaire : Alteplase (Actilyse®)

« À savoir » : Prise en charge thérapeutique de l'EP grave : les grands principes

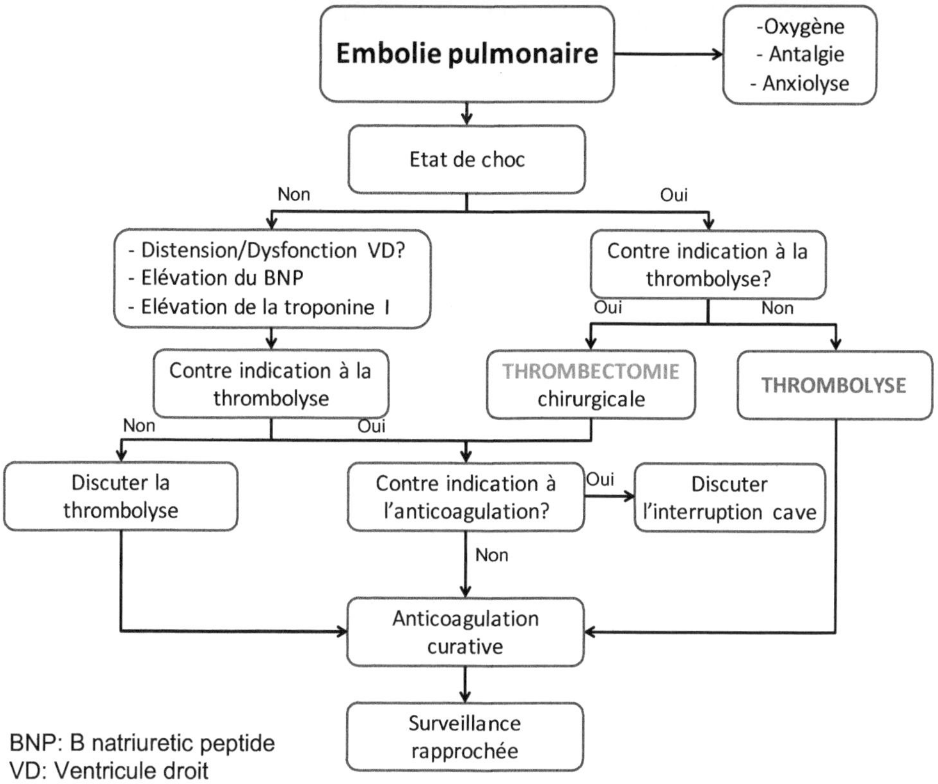

BNP: B natriuretic peptide
VD: Ventricule droit

N° 184

Asthme aigu grave

Module UE n° 7

N° 184 : Hypersensibilité et allergies respiratoires chez l'enfant et chez l'adulte

- Expliquer la physiopathologie de l'asthme et de la rhinite
- Diagnostiquer une hypersensibilité respiratoire chez l'enfant et chez l'adulte
- Diagnostiquer un asthme de l'enfant et de l'adulte
- Identifier les situations d'urgence et planifier leur prise en charge
- Argumenter l'attitude thérapeutique et planifier le suivi des patients
- Décrire les principes de la prise en charge au long cours
- Identifier le caractère professionnel d'une allergie respiratoire : démarche diagnostique, étiologique, éviction du risque

ABRÉVIATIONS

- CRP : C-reactive protein
- DEP : Débit expiratoire de pointe
- GINA : Global initiative for asthma
- IVD : Insuffisance ventriculaire droite
- PCT: Procalcitonine
- VD: Ventricule droit
- VEMS : Volume expiratoire maximal en une seconde
- VG : Ventricule gauche

TEXTE PRINCIPAL

Définition

- Asthme aigu grave : Crise d'asthme présentant un ou plusieurs éléments de gravité

« À savoir » : Définitions pragmatique de la crise d'asthme aigu grave

- Crise d'asthme présentant un ou plusieurs éléments de gravité
  - Gravité de l'anamnèse
  - Gravité clinique
  - Gravité biologique

« À savoir » : Éléments de gravité de la crise actuelle

- Facteurs de risque d'asthme aigu grave (cf. encadré spécifique)
- Arguments en faveur d'une forme sévère de maladie asthmatique (cf. encadré spécifique)
  - Facteurs péjoratifs liés à la maladie de fond
  - Facteurs péjoratifs liés à la gravité des crises
- Présence d'éléments de gravité de la crise actuelle
  - Exposition importante à un allergène connu ou supposé
  - Asthme instable
  - Signes cliniques de gravité (cf. encadré spécifique)
- Éléments contextuels de gravité (d'intérêt moindre puisqu'elle est secondaire à la gravité réelle)
  - Nécessité d'hospitalisation en réanimation
  - Nécessité de ventilation mécanique
  - Nécessité de ventilation mécanique invasive
  - Arrêt cardiorespiratoire

Physiopathologie

- Maladie inflammatoire chronique
- Le processus inflammatoire favorise les épisodes de bronchospasme transitoire

Tableau clinique

- Les facteurs principaux de gravité :
  - Terrain : Âge, sexe masculin, troubles psychiatriques, désocialisation
  - Maladie asthmatique : Sévérité de l'évolution (corticodépendance +++), fréquence et gravité des crises
  - Composante iatrogène : β-bloquants, AINS
  - Gravité de la crise actuelle : Asthme instable, traitement tardif ou suboptimal, variabilité importante du DEP
  - Gravité clinique : Détresse respiratoire, IVD, état de choc, agitation, confusion ou coma
- Asthme de gravité extrême : Épuisement respiratoire, état de choc, coma
- Asthme : Maladie inflammatoire chronique compliquée d'hyperréactivité bronchique

Traitement de la crise d'asthme aigu grave

- Bronchodilatateurs :
  - β2-mimétiques (salbutamol) et atropinique (bromure d'ipratropium)
  - En aérosols (sous oxygène)
  - En cas d'échec : Discuter les β2-mimétiques, ou le magnésium, intraveineux
- Antiinflammatoires : Corticoïdes : Prednisone (1 mg/kg) peros ou intraveineux
- Oxygénation adaptée pour $SpO_2 \geq 95$ %
- Prévention et traitement des troubles ioniques (potassium, phosphore, magnésium)
- Traitement de l'anxiété : Antalgiques, anxiolytiques
- Traitement de la cause de la décompensation !!
- Éviction des facteurs favorisant (tabac en particulier)
- Prévention de la récidive : ÉDUCATION !!!

« Réflexes Paracliniques » : Cliché thoracique dans l'asthme aigu grave

- Distension thoracique
- Encombrement bronchique
- Complications barotraumatiques
- Facteur étiologique de décompensation

« Réflexes thérapeutiques » : arrêt du tabac !

« À savoir » : Thérapeutique : Éducation du patient asthmatique

« À savoir » : Éléments cliniques et biologiques d'EXTREME gravité de la crise d'asthme

- Signes respiratoires
  - ▶ Asynchronisme thoraco-abdominal
  - ▶ Impossibilité de parler
  - ▶ Pauses ou arrêt respiratoire
  - ▶ Toux inefficace
  - ▶ Cyanose : Tardive dans ce contexte
  - ▶ Débit expiratoire de pointe < 50 l/min
  - ▶ Silence auscultatoire remplaçant les sibilants
  - ▶ **Arrêt respiratoire**
- Signes hémodynamiques
  - ▶ État de choc : Collapsus cardiovasculaire
- Signes neurologiques
  - ▶ Confusion, coma
- Gravité biologique
  - ▶ Hypercapnie (PaCO2 > 50) : Signe l'épuisement respiratoire

« À savoir » : Prise en charge de la crise d'asthme aigu grave

- Éviction des facteurs déclenchant ou favorisant
- Traitement de la détresse respiratoire
  - ▶ Oxygénothérapie
  - ▶ Discuter la ventilation mécanique en cas de dégradation respiratoire
  - ▶ Un traitement anxiolytique peut améliorer la dyspnée (benzodiazépines)
- Traitement du bronchospasme
  - ▶ Systématique (en aérosols)
    - β2-mimétiques : Salbutamol
    - Atropinique : Bromure d'ipratropium
  - ▶ Systématique (en intraveineux)
    - Methylprednisolone
  - ▶ En cas de persistance du bronchospasme : Sulfate de magnésium IVL
- Traitement de la cause de la décompensation (fonction de la cause)
- Prévention de la récidive : Éducation !

Éléments de gravité de la maladie asthmatique

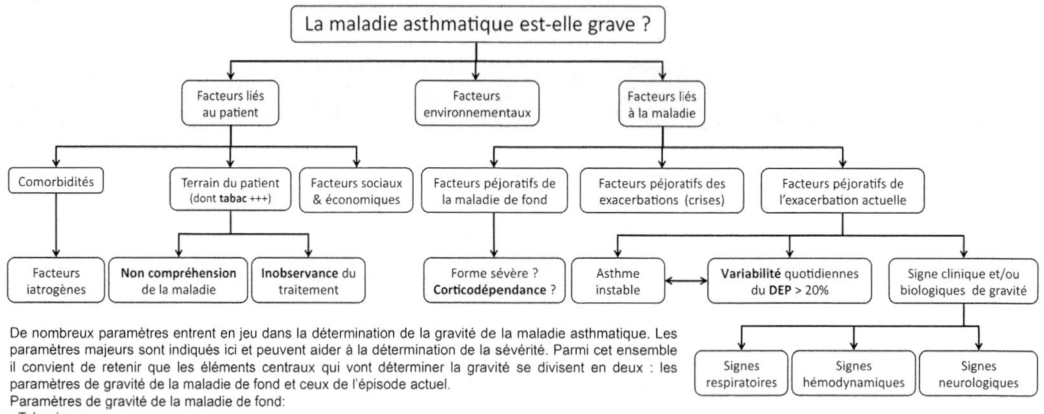

De nombreux paramètres entrent en jeu dans la détermination de la gravité de la maladie asthmatique. Les paramètres majeurs sont indiqués ici et peuvent aider à la détermination de la sévérité. Parmi cet ensemble il convient de retenir que les éléments centraux qui vont déterminer la gravité se divisent en deux : les paramètres de gravité de la maladie de fond et ceux de l'épisode actuel.

Paramètres de gravité de la maladie de fond:

- Tabagisme
- Non compréhension de la maladie
- Non observance du traitement
- facteur iatrogène
- Exposition importante ou répétée à des allergènes
- Corticodépendance de la maladie asthmatique
- Fréquence et gravité des exacerbations

Paramètres de gravité de l'épisode actuel

- Asthme instable (variabilité du DEP)
- Signes cliniques ou biologiques de gravité

N° 201

Hémoptysie grave

Module UE n° 7

N° 201 : Hémoptysies

– Argumenter les principales hypothèses diagnostiques et justifier les examens complémentaires pertinents

TEXTE PRINCIPAL

Définition

- Hémoptysie : Émission de sang rouge (aéré, spumeux) par les voies sous glottiques à la faveur d'un effort de toux.
- Hémoptysie **massive** : > 200 ml en une heure et fonction respiratoire normale
- Hémoptysie grave : Hémoptysie avec signes de gravité
  - Abondance de l'hémoptysie
  - Terrain du patient (en particulier respiratoire, hémodynamique, hématologique)
  - Du tableau clinique
  - De la cause de l'hémoptysie

Causes les plus fréquentes

- Tuberculoses (actives, complications)
- Cancer broncho-pulmonaire
- Dilatation des bronches
- Aspergillose
- Embolie pulmonaire

Physiopathologie

- L'hémoptysie provient d'un saignement par lésion d'une artère bronchique
- La survenue du saignement est secondaire à la présence d'une anomalie vasculaire

Tableau clinique

- Préciser l'abondance du saignement
- Arguments en faveur d'une cause spécifique
- Retentissement respiratoire, hémodynamique, neurologique, hématologique

Examens complémentaires

- Localisation de la lésion
  - Angioscanner thoracique : Localise l'hémorragie
  - Le cliché thoracique sera généralement réalisé préalablement mais n'est pas indispensable
  - La fibroscopie bronchique a un intérêt en cas de difficulté à isoler la région hémorragique (dans les cas d'atteinte bilatérale sur l'angioscanner)
  - Artériographie pulmonaire : Permet de confirmer le saignement actif et de réaliser l'hémostase

- Bilan étiologique
  - Fonction de la situation
  - Toujours rechercher une infection par Mycobactéries et un processus tumoral
  - La dilatation des bronches doit être évoquée (visible sur le scanner)
  - La fibroscopie bronchique permet de mettre en évidence une lésion endobronchique
- Retentissement de l'hémoptysie
  - Hématose : Gaz du sang
  - Retentissement tissulaire : Lactate artériel, puis fonction des tissus souffrants (troponine, CPK, LDH, bilan hépatique, lipase, fonction rénale…)

Traitement

- De l'hémoptysie : Fonction de l'abondance
  - Hémoptysie de faible ou moyenne abondance, bien tolérée : Traitement de la cause
  - Hémoptysie grave : Hémostase en premier lieu
- Hémostase :
  - Artériographie pulmonaire
  - En cas d'impossibilité : Terlipressine – Glypressine®
  - En cas d'échec de ces techniques : Chirurgie d'hémostase
  - Toujours associer le traitement de troubles associés de l'hémostase
- Traitement étiologique :
  - Fonction de la cause
  - Après stabilisation du patient

« Réflexes cliniques »

Au cours d'une suspicion d'hémoptysie il faut systématiquement rechercher

- La notion de troubles de l'hémostase
  - Congénitaux
  - Médicamenteux (antiagrégants, anticoagulants)
- La détermination du groupe sanguin et du Rhésus
- **Quantifier** l'hémoptysie ! (permet d'en déterminer la gravité intrinsèque)
- La recherche d'arguments en faveur du risque de mauvaise tolérance
  - Pathologie respiratoire sous jacente
  - Pathologie pouvant être décompensée par une hypoxémie
  - Défaut de réponse au stress

Toute hémoptysie fébrile est une complication d'origine tuberculeuse jusqu'à preuve du contraire et doit bénéficier d'un isolement respiratoire pour prévenir la dissémination

Toute hémoptysie doit être considérée comme grave jusqu'à preuve du contraire

« À savoir » : Clinique

A. Hémoptysie grave

- Abondance
    - Hémoptysie massive (200 ml en une heure)
    - Grande abondance (plus de 300 ml en 24h ou 200 ml en une seule fois)
- Retentissement
    - Respiratoire
    - Hématologique
    - Hémodynamique
    - Neurologique
- Terrain : En particulier :
    - Pathologie respiratoire sous jacente
    - Pathologie cardiovasculaire

B. La gravité principale est le risque de détresse respiratoire (par inondation alvéolaire et obstruction bronchique) et non pas d'état de choc par spoliation sanguine

C. Les hémoptysies sont généralement secondaires

- A un saignement artériel systémique
- A une hypervascularisation locorégional par un processus infectieux ou inflammatoire

D. Les causes les plus fréquentes d'hémoptysie

- Pathologie infectieuse (60 – 70 % des cas)
    - Tuberculose +++
    - Dilatation des bronches (l'hémoptysie peut être favorisée par une surinfection)
- Processus tumoral (20 – 25 % des cas) : En particulier en cas de tumeur endoluminale bronchique
- Aspergillome
- Classique mais plus rare : Embolie pulmonaire

E. Les causes d'hémoptysie massive

- Pathologies inflammatoires chroniques
    - Tuberculose
    - Dilatations des bronches
- Processus tumoral

Raisonnement diagnostique devant une hémoptysie

Raisonnement disgnostique devant une hémoptysie

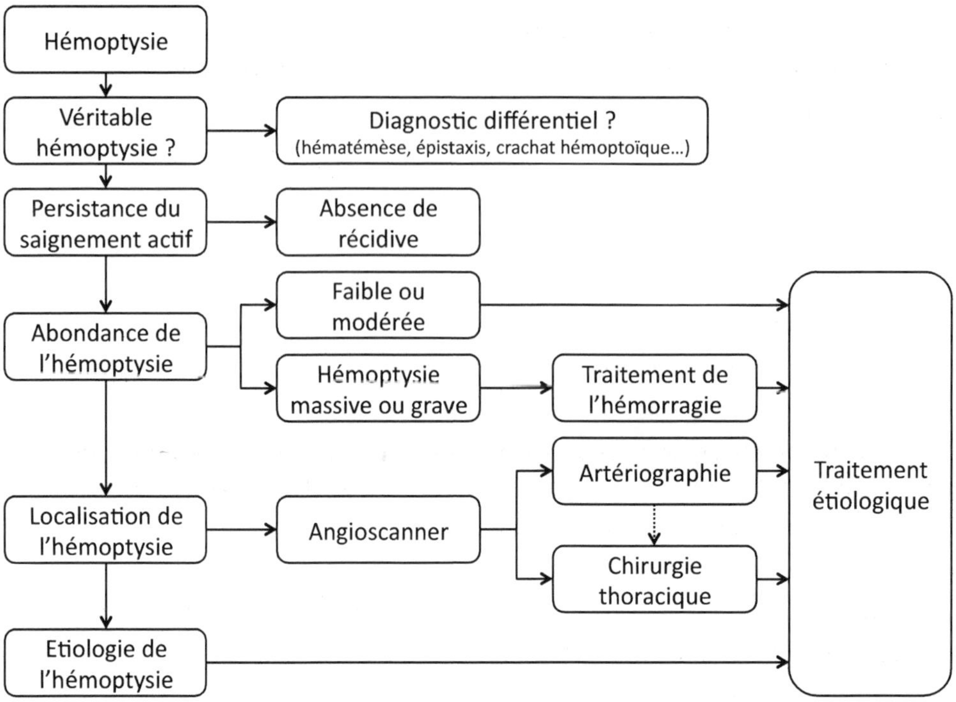

Le raisonnement devant une hémoptysie doit être toujours le même, centré par deux éléments: la gravité immédiate ou potentielle de l'hémoptysie et l'origine (étiologie) de cette hémoptysie.
Après confirmation de la présence d'une véritable hémoptysie et de son caractère actif, il convient d'en rechercher l'abondance (élément central de la décision thérapeutique ultérieure).
Dans toutes les situations il faut absolument chercher la pathologie responsable de la situation hémorragique. Les deux causes principales étant les maladies infectieuses (la tuberculose étant largement majoritaire dans ce contexte, et nécessitant un isolement respiratoire au moindre doute) et les processus néoplasiques.

« Réflexes paracliniques » : Détermination du groupe sanguin et du Rhésus (et recherche d'agglutinines irrégulières) systématique !

« À savoir » : Paraclinique

A. Fibroscopie bronchique au cours d'une hémoptysie
- En absence de possibilité de localisation de la lésion hémorragique par le scanner
- Bilan étiologique à distance de l'épisode aigu

B. Au cours d'une hémoptysie, l'artériographie est
- Diagnostique : Permet la localisation et l'identification étiologique de l'anomalie vasculaire
- Thérapeutique : Permet la réalisation d'un geste d'hémostase

C. Scanner thoracique et hémoptysies : Lésions les plus fréquentes
- Processus tumoral
- Lésions nodulaires (tumorales secondaire ou granulomateuse)
- Dilatation des bronches
- Présence d'un syndrome de Brock
- Présence d'abcès, de caverne voire de grelot ou d'un halo périlésionnel
- Présence d'un aspect d'hémorragie intraalvéolaire

D. Quelle que soit la cause il convient de rechercher un facteur favorisant l'hémorragie : Trouble de l'hémostase !

« À savoir » : Thérapeutique

A. Les trois objectifs principaux du traitement de l'hémoptysie grave
- Hémostase
- Éviter (et traiter) l'hypoxémie
- Traitement de l'étiologie

B. L'artériographie est l'examen central de la prise en charge thérapeutique de l'hémoptysie grave

C. Terlipressine et Artériographie : Lorsque l'artériographie est disponible immédiatement : Éviter la terlipressine

D. Risque d'embole vasculaire au cours de l'artériographie
- Artères médullaire : Notamment artère d'Adamkievicz (ischémie médullaire antérieure)
- Artères œsophagiennes (ischémie de l'œsophage)

E. Artériographie et produit de contraste : Rechercher les contre-indications à l'usage de produit de contraste
- Allergie aux produits de contraste iodés
- Traitement par metformine non interrompu
- Insuffisance rénale

Raisonnement thérapeutique devant les hémoptysies graves

Prise en charge thérapeutique d'une hémoptysie grave

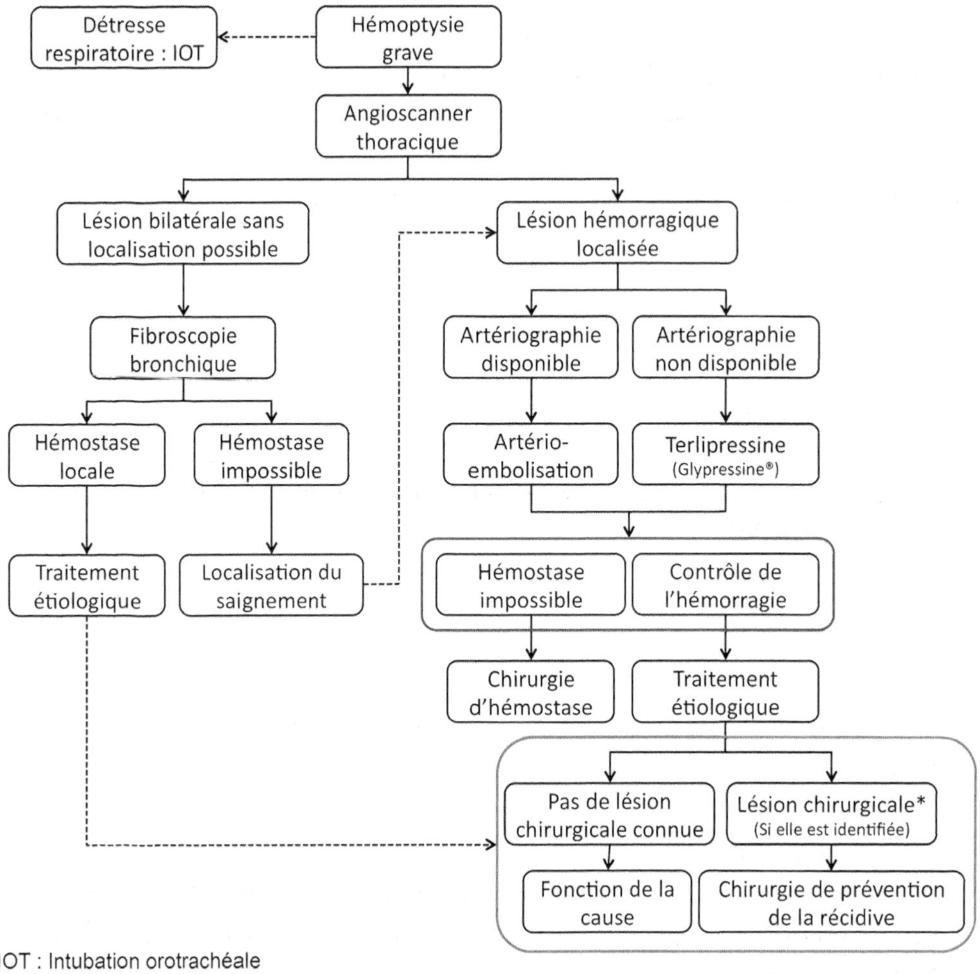

IOT : Intubation orotrachéale

Devant toute hémoptysie, la gravité du tableau doit être évoquée. En cas de forme grave du fait de l'abondance du saignement ou du tableau clinique il convient de réaliser l'hémostase en urgence.

En cas de détresse respiratoire, l'oxygénation et la protection des voies aériennes seront réalisés par intubation trachéale et ventilation mécanique.

Le plus souvent l'hémorragie peut être localisée par le scanner qui permet secondairement la réalisation de l'artériographie à visée de confirmation de la lésion hémorragique et de traitement du saignement par embolisation locale.

En absence de possibilité de localisation sur le scanner une fibroscopie diagnostique sera réalisée. Cette fibroscopie peut permettre l'hémostase.

Si l'artériographie n'est pas possible un traitement médical par terlipressine est entrepris.

Dans tous les cas, l'absence de possibilité d'hémostase doit conduire à une chirurgie d'hémostase urgente.

Au décours de l'épisode aigu, le traitement étiologique est impératif.

* Les lésions à haut risque hémorragique doivent bénéficier d'une chirurgie secondaire:
- Hémoptysie par lésion artérielle pulmonaire (donc non « systémique »)
- Hémoptysie sur atrophie pulmonaire localisée post-infectieuse
- Hémoptysie secondaire à une lésion aspergillaire

Arbre décisionnel d'après Fartoukh M. SFAR 2014

Différences entre hémoptysie et hématémèse

Hémoptysie	Hématémèse
Anamnèse – Absence de nausée / vomissement – Notion de pathologie pulmonaire – Dégradation respiratoire	Anamnèse – Présence de nausées / vomissements – Notion de pathologie digestive – Rare atteinte respiratoire
Examen des crachats – Mousseux – Liquides ± caillots – Rouge vif ou rose	Examen des vomissements – Rarement mousseux – Brun
Analyse au laboratoire – pH alcalin – Macrophages et neutrophiles	Analyses au laboratoire – Acide – Associé à des résidus alimentaires

N° 329

Polytraumatisé

Module UE n° 11

N° 329 : Prise en charge immédiate pré-hospitalière et à l'arrivée à l'hôpital, évaluation des complications chez : un brûlé, un polytraumatisé, un traumatisé abdominal, un traumatisé des membres, un traumatisé du rachis, un traumatisé thoracique, un traumatisé oculaire, un patient ayant une plaie des parties molles

ABRÉVIATIONS

- ACSOS : Agression cérébrale secondaire d'origine systémique
- FAST : Focused Assessment with Sonography in Trauma
- PAM : Pression artérielle moyenne
- PIC : Pression intracrânienne
- PPC : Pression de perfusion cérébrale

TEXTE PRINCIPAL

Définition

- Traumatisé grave : Patient traumatisé souffrant d'au moins une lésion menaçant le pronostic vital ou fonctionnel
- Traumatisme violent : Traumatisme dont le mécanisme ou la violence font suspecter une lésion menaçant le pronostic vital ou fonctionnel

Prise en charge

- Prise en charge initiale
  - Recherche de défaillance hémodynamique
    - Choc hémorragique
    - Tamponnade péricardique (voire contusion cardiaque)
    - Dissection des gros vaisseaux
  - Recherche d'une défaillance respiratoire
    - Traumatisme des voies aériennes supérieures
    - Pneumothorax, hémothorax, contusion pulmonaire
  - Recherche d'une défaillance neurologique
    - Traumatisme crânien (contusion, hémorragie, ischémie par dissection vasculaire)
    - Secondaire au choc hémorragique
    - Primitive (convulsion, accident vasculaire, hypoglycémie)
  - Recherche des lésions responsables du choc hémorragique
  - Recherche d'autres lésions associées au traumatisme
    - Ostéo-articulaires : Fractures (et lésions vasculaires), luxations
    - Digestives
    - ORL et ophtalmologiques
    - Cutanées (brûlures ! ou lésions orientant vers une lésion sous-jacente)
    - Température !
  - Toujours garder en mémoire
    - Conséquences du traumatisme ou Cause du traumatisme
    - Facteurs favorisant (intoxication)
    - Prise en charge de la douleur (surveillance hémodynamique !!)

- Prise en charge initiale
  - Stabilisation hémodynamique : Remplissage +/– transfusion +/– noradrénaline
  - Stabilisation respiratoire : Oxygène +/– intubation et ventilation mécanique +/– exsufflation d'un pneumothorax
  - Prise en charge d'un coma (intubation et bilan ultérieur) +/– maintien d'une PAS ≥ 120 mmHg et prévention des ACSOS
  - Hémostase de toute hémorragie visible : Compression, garrot voire ligature
  - Stabilisation du rachis (axe « tête-cou-tronc) : Collier cervical +/– coquillage du patient
  - Stabilisation des fractures périphériques
  - Contrôle de la température +/– réchauffement
  - Correction de troubles éventuels de l'hémostase
- Examens complémentaires
  - A l'arrivée du patient instable
    - Bilan biologique : NFS, hémostase, lactate, fonction rénale, ionogamme, bilan hépatique, pancréatique, recherche de rhabdomyolyse ; **groupe rhésus**, RAI
    - Cliché thoracique : Pneumothorax, hémothorax, contusion
    - Cliché de bassin : Fracture du bassin (risque d'hématome, de lésions urinaires périnéales)
    - FAST échographie (hémopéritoine, tamponnade)
    - Doppler transcranien : Anomalie de perfusion
  - Stabilisation du patient
    - TDM cérébral et thoraco-abdomino-pelvien et rachidien
- Traitement en urgence
  - Poursuite de la prise en charge : Hémodynamique, respiratoire, hémostase, contrôle de la température
  - Prise en charge chirurgicale ou artério-embolisation
    - Patient stable : Prise en charge rapide d'hémostase et de contrôle des lésions
    - Patient instable : « damage control » et reprise ultérieure
  - Gestion des plaies cutanées
  - Prophylaxie antitétanique
  - Prophylaxie des infections graves chez les patients nécessitant une splénectomie
- Prévention et traitement des complications secondaires et rééducation précoce

Mécanismes physiopathologiques au cours du traumatisme grave

- L'élément central est le choc hémorragique
  - Choc hypovolémique par spoliation sanguine
  - Choc vasoplégique par inflammation, secondaire
- L'état de choc peut se compliquer de défaillance cardiaque
  - Par défaillance cardiaque aiguë (contusion, tamponnade, troubles du rythme et de conduction)
  - Par décompensation d'une cardiopathie chronique
- Le tableau peut se dégrader par :
  - Défaillance respiratoire (hypoxémie !)
  - Troubles de l'hémostase : Iatrogène (traitement anticoagulant ou antiagrégant), ou aigu

- La gravité peut s'accroitre par association à
  - Défaillance neurologique (coma)
  - Atteinte viscérale aggravant le tableau initial
    - Trouble de l'hémostase (lésion favorisant : Prostate, utérus, os long...)
    - Sepsis (plaie cutanée, perforation digestive, inhalation)
    - Rhabdomyolyse
  - Atteinte secondaire distincte
    - Insuffisance rénale
    - Dégradation neurologique
    - Pancréatite par contusion voire fracture pancréatique
- Dans tous les cas l'hypothermie doit être prévenue ou corrigée rapidement !!

Physiopathologie du polytraumatisme : gravité immédiate et auto-entretien

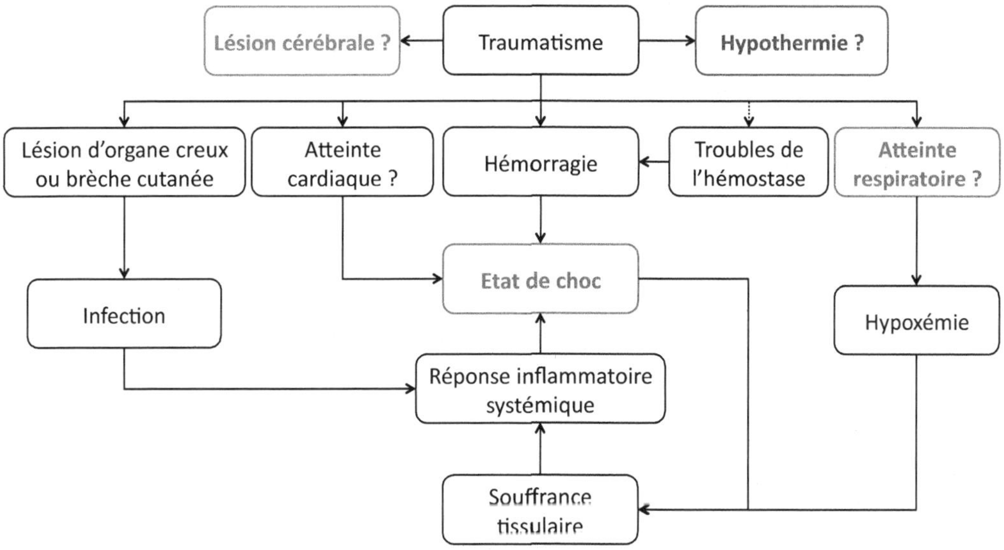

La gravité initiale du traumatisme grave tient à l'altération hémodynamique (initialement secondaire à la sévérité de l'hémorragie et éventuellement à la présence d'une atteinte cardiaque), à la présence d'une défaillance respiratoire qui est en soi un élément de gravité et qui va, par l'hypoxémie, favoriser les souffrances tissulaires, les troubles de l'hémostase et l'hypothermie. Rapidement les lésions favorisant l'infection vont encore dégrader l'hémodynamique et ainsi aggraver le tableau. A part se trouve l'atteinte neurologique qui va indépendamment du reste engager le pronostic vital (lésion cérébrale sévère et irréversible) et peut participer à l'altération systémique déjà présente (dysautonomie, troubles du rythme, de conduction, insuffisance hypophysaire et donc endocrinienne, notamment des systèmes de contrôle hydrosodé).

« Réflexes cliniques »

Tout déficit neurologique d'allure central doit faire évoquer la possibilité d'une dissection artérielle (des troncs supra-aortiques)

Tout traumatisme crânien doit être considéré comme un traumatisme rachidien jusqu'à preuve du contraire.

« À savoir » : Clinique

A. Bilan lésionnel pré-hospitalier (l'indispensable)

- Extraction du milieu hostile si nécessaire
- Prise en charge hémodynamique
  - Voies veineuses, remplissage +/– catécholamines
  - Discuter les transfusions de culots globulaires O négatifs si nécessaire
- Bilan vasculaire
  - Localisation de saignements extériorisés
  - Hémostase mécanique (compression manuelle, garrot, Fémostop®...)
- Prise en charge respiratoire
  - Oxygénation voire intubation trachéale si nécessaire (détresse respiratoire ou coma !)
  - Exsufflation d'un pneumothorax compressif
- Bilan neurologique initial
  - Trauma crânien ? Troubles de vigilance ? Déficit focal ?
  - Protection des voies aériennes en cas de coma
- Prise en charge ostéoarticulaire
  - Stabilisation du rachis (collier cervical rigide, coquillage du patient)
  - Stabilisation des foyers fracturaires (en particulier os longs !) (attèles) (attention aux luxations)
- Bilan ORL
  - Rhinorrhée (fracture le la lame criblée de l'éthmoïde ?)
  - Otorrhée (fracture du rocher ?)
  - Mobilité anormale du massif facial (fracture) ?
- Bilan ophtalmologique
  - Anomalie de motricité oculaire (lésion de l'innervation ? enclavement musculaire ?)
- Prévention et traitement de l'hypothermie
- Prise en charge de la douleur (attention à l'aggravation hémodynamique !)

B. Pression intracrânienne

- Pression intracrânienne normale : < 15 mmHg
- Pression intracrânienne pathologique : > 20 mmHg

Score de Glasgow

Paramètre évalué	Réponse	Score
Ouverture des yeux	- Spontanée - À la demande - À la douleur - Absente	4 3 2 1
Réponse verbale	- Appropriée - Confuse - Incohérente - Incompréhensible - Absente	5 4 3 2 1
Réponse motrice	- Normale (à la demande) - Orientée à la douleur - Retrait (non orienté) à la douleur - Réponse en décortication (cf.) - Réponse en décérébration (cf.) - Absente	6 5 4 3 2 1

NB : Le score total est obtenu par sommation du score pour chacun des trois paramètres. La valeur minimale est donc de 3 (coma aréactif) et la valeur maximale de 15 (éveil orienté)

« Réflexes paracliniques» : En fonction du contexte

- Dosage de toxiques (stupéfiants !)
- Mesure de l'alcoolémie
- Recherche de cyanure, de carboxyhémoglobine (incendie)

« À savoir » : Bilan d'imagerie initial

■ **Patient instable ou stabilité transitoire**

- Cliché thoracique de face (pneumothorax ? Hémothorax ?)
- Cliché de bassin de face (fracture de la ceinture pelvienne ?)
- FAST échographie : Hémopéritoine ?
- Échographie cardiaque : Tamponnade péricardique ?
- Doppler crânien : Altération de la perfusion évocatrice d'œdème localisé ou diffus ?

■ **Patient stable ou peu grave**

- TDM cérébrale et thoraco-abdomino-pelvienne
- Le scanner cérébral sera sans injection (hémorragie ?)
- Le scanner thoraco-abdomino-pelvien sera injecté (hémorragie ? Dissection ? perforation d'organe creux ?)
- Le scanner thoraco-abdomino-pelvien devra également permettre l'étude du rachis sur toute sa hauteur !

Imagerie initiale du patient traumatisé

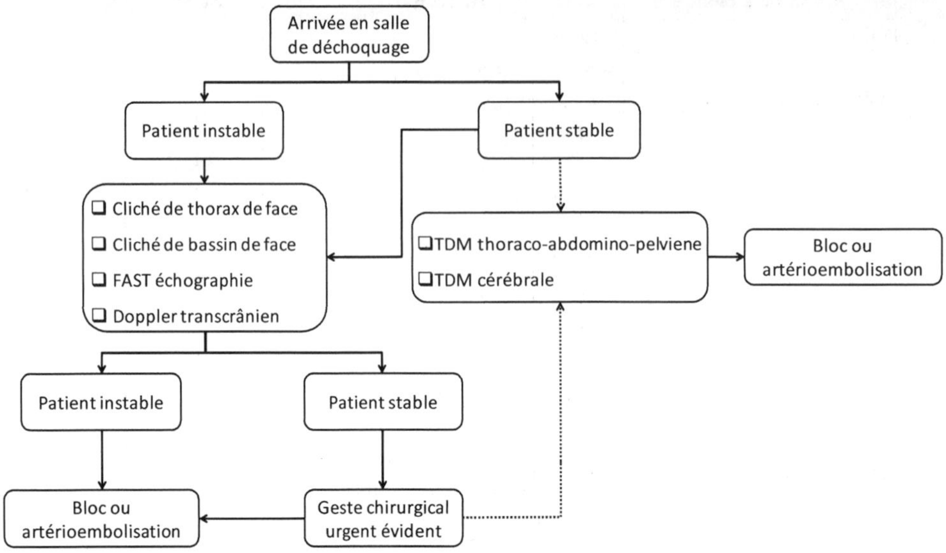

Lors de l'arrivé du patient traumatisé grave, la prise en charge diagnostique doit être immédiate. Actuellement le bilan à la recherche d'un hématome est réalisé par les cliché thoraciques et l'échographie rapide de l'abdomen, du péricarde (ainsi que les Doppler transcrâniens). Certaines équipe préconisent la réalisation d'un scanner systématique et initial, mais les structures françaises (pas de déchoquage en radiologie) conduisent à poursuivre la prise en charge écho et radioguidée.
Si le patient est stabilisé et qu'aucune lésion évidente nécessitant une prise en charge immédiate n'est objectivée, un scanner précoce peut être réalisé avant l'intervention initiale. Ce scanner doit cependant retarder le moins possible la prise en charge chirurgicale (ou radio interventionnelle) ultérieure!

« Réflexes thérapeutiques »

A. Au cours du saignement abondant, la tachycardie est un signe beaucoup plus précoce que l'hypotension dans l'évaluation de la gravité

B. La prise en charge initiale à pour objectif de stabiliser le patient pour la réalisation d'un geste chirurgical ou radiologique interventionnel. Ce déchoquage ne doit pas durer plus d'une heure : « Golden hour »

C. Choc hémorragique : Groupe, Rhésus, recherche d'agglutinines irrégulières

D. Transfusion importante : Risque d'accumulation de citrate : Pensez au gluconate de Calcium !

E. Traumatisme : Pas de mobilisation sans stabilisation ! (risque de déplacement fracturaire, notamment rachidien avec lésion médullaire)

F. Traumatisme et sondes

- Pas de sonde urinaire avant que le patient n'ai uriné
- Pas de sonde par voie nasale en cas de suspicion de traumatisme crânio-facial
- Pas de sonde gastrique ou thermique par voie œsophagienne en cas de suspicion de lésion œsophagienne

G. Notion de « triade délétère »

- Hypothermie (température < 34 °C)
- Acidose (pH < 7,20)
- Coagulopathie

NB : Association de facteurs corrélés à une évolution péjorative

H. Une lésion hémorragique responsable d'une instabilité hémodynamique est toujours prioritaire sur la prise en charge chirurgicale d'une hémorragie intracrânienne

« À savoir » : Thérapeutique

A. Objectifs de pression artérielle au cours du choc hémorragique

- En absence de traumatisme cérébral : Pression artérielle systolique entre 80 et 90 mmHg
- En cas de traumatisme cérébral
  - Pression artérielle systolique supérieure ou égale à 120 mmHg
  - Pression artérielle moyenne supérieure ou égale à 80 mmHg

B. Prévention des agressions cérébrales secondaires d'origine systémique (ASCOS)

- Lutte contre l'hyperthermie (paracétamol, voire refroidissement externe)
- Lutte contre l'instabilité hémodynamique
  - Contre l'hypotension : Remplissage voire noradrénaline pour assurer une PPC satisfaisante
  - Contre l'hypertension : Nicardipine-Loxen® en intraveineux continu à la seringue électrique
- Lutte contre les anomalies métaboliques
  - Prévention et traitement des hypoglycémies et des hyperglycémies (diabète)
  - Prévention et traitement des dysnatrémies
- Lutte contre les anomalies de la capnie
  - Prévention des hypocapnies liées à l'excès de ventilation mécanique
  - Prévention des hypercapnies liées à une pathologie respiratoire chronique ou une ventilation inadaptée
- Prévention de l'hypoxémie
  - Oxygénation satisfaisante du patient
  - Éviter les niveaux de PEEP élevée (risque d'augmentation d'œdème cérébral par augmentation de la pression veineuse cave supérieure et donc veineuse cérébrale)
  - Penser, notamment dans ce contexte à assurer la présence du transporteur (hémoglobine) pour optimiser l'apport d'oxygène : Transfusions de concentrés globulaires

Prophylaxie chez les patients splénectomisés

- Prophylaxie antibiotique
  - Dès la splénectomie
  - En absence de possibilité de traitement peros : Amoxicilline : 500 mg deux fois par jour IV
  - Dès la possibilité de traitement par voie orale : Pénicilline G-Oracilline® : 1 MUI × 2 par jour
  - En cas d'allergie : Macrolide (ex. : Erythromycine – Erythrocine® : 500 mg/j en une fois)
- Vaccination
  - Dans ce contexte urgent la vaccination ne peut pas être réalisée avant la splénectomie
- La vaccination doit dont être réalisée
  - Au minimum 15 jours après la splénectomie
  - En général avant la fin du premier mois
- Les vaccins recommandés sont
  - *Streptococcus pneumoniae* : 1 dose de vaccin conjugué (13 valences) puis 1 dose de vaccin 23-valences (deux mois après)
  - *Neisseria meningitidis*
  - *Hemophilus influenzae b*
  - *Influenza virus* (grippe)

D'après : *Vaccinations des personnes Immunodéprimées ou aspléniques. Haut conseil de la santé publique 2012 ; Care of the Asplenic Patient. Rubin LG. NEJM* 2014

LE PATIENT BRÛLÉ

Définition

- Le type de brûlure : Thermique, électrique, chimique
- La profondeur de la brûlure : Règle des « 9 » de Wallace
- Les topographies des brûlures (zones « critiques »)
- Les circonstances des brûlures (fumées, exposition particulière, risque de traumatisme associé)
- Le terrain du patient

Prise en charge

- De la brûlure
  - Refroidir, nettoyer, protéger
  - Prévention des infections : Sulfadiazine argentique (Flammazine®)
  - Greffes cutanées précoces
  - Discuter la prise en charge des rétractions et de leurs complications
- De l'hémodynamique : Remplissage précoce
- De l'état respiratoire : Oxygène systématique, nécessité d'intubation et ventilation mécanique
- Des complications éventuelles (traumatisme)
- De l'exposition à des toxiques (CO, cyanure)
- Des douleurs : Antalgique
- Prophylaxie antitétanique

« Réflexes cliniques »

A. Brûlure électrique

- Généralement profonde
- Suit un trajet entre un point d'entrée et un point de sortie (le sol généralement)
- Doit faire systématiquement rechercher ce point de sortie
- La profondeur des lésions et le passage viscéral possible doit faire rechercher cette atteinte viscérale !!

B. Défaillances les plus fréquentes

- Défaillance hémodynamique
  - Initialement par perte liquidienne hydrosodée dans les zones brûlées
  - Secondairement favorisée par la réponse inflammatoire systémique
- Respiratoire
  - Liée à l'agression alvéolaire (pouvant évoluer vers un syndrome de détresse respiratoire aiguë (SDRA)
    - Directe initiale (thermique, par blast, par les suies)

- Indirecte, secondaire à la réponse inflammatoire systémique
- ▸ Liée à l'agression des voies aériennes supérieures par la brûlure (œdème secondaire)

NB : la brûlure ne conduit pas à des troubles de vigilance. Toute atteinte neurologique doit faire rechercher une étiologie autre que la présence d'une brûlure.

« À savoir » : Clinique

A. Définition de la profondeur de la brûlure

- Premier degré : Atteinte isolée de l'épiderme
- Second degré
  - ▸ Superficiel : Atteinte du derme jusqu'aux papilles
  - ▸ Profond : Atteinte dépassant les papilles dermiques et touchant les glandes sébacées
- Troisième degré : Atteinte de l'intégralité du derme et de l'hypoderme

B. Détermination de la surface brûlée

- Tête : 9% (4,5 % par face)
- Tronc : 36 % (18 % par face, soit 9 % par face pour le thorax et l'abdomen)
- Membres supérieurs : 9 % par côté (4,5 % par face)
- Membres inférieurs : 18 % par côté (9 % par face)
- Organes génitaux externes : 1 %

C. Définition de la brûlure grave

- Etendue des surfaces brûlées
  - ▸ Supérieure à 25 % de la surface corporelle
  - ▸ Aux âges extrêmes : Supérieure à 20 % de la surface corporelle
- Profondeur des lésions : Lésions profondes dépassant 10 % de la surface corporelle
- Localisation des lésions : Mains, pieds, face, périnée
- Circonstances et atteintes associées
  - ▸ Type de brûlures : Électriques
  - ▸ Circonstances : Inhalations associées
- Terrain du patient : Comorbidité grave ou non équilibrée

D'après *Prise en charge initiale du grand brûlé. Vinsonneau C. Réanimation 2009 et Initial management of burn. Monafo WW. N Engl J Med* 1996

« À savoir » : Thérapeutique

A. Brûlé et prise en charge hémodynamique

- Le remplissage est systématique dans la prise en charge du brûlé
- Le remplissage vasculaire doit être précoce dans cette circonstance
- Il a pour objectif :
  - ▸ Initialement de compenser les pertes brutales survenues au moment de la brûlure
  - ▸ Secondairement de compenser la vasodilatation et le passage interstitiel (exsudation)
- Il doit toujours éviter la survenue d'œdèmes interstitiels

B. Refroidissement de la brûlure

- Pour éviter ou limiter l'extension en profondeur de la brûlure
- Consiste soit
  - En une aspersion d'eau sur la brûlure (eau à 10 – 15 °C), pendant 10-15 minutes
  - Utiliser des hydrogels refroidissants
- Effet secondaire : Risque d'aggravation de l'hypothermie
  - Prévenir l'hypothermie par un réchauffement adapté
  - Discuter leur usage en cas de brûlure trop étendue (> 20 % de la surface)

C. Indication à un transfert dans un centre spécialisé dans la prise en charge des brûlés

- Etendue des brûlures
  - Si le patient est âgé de moins de 10 ans ou plus de 50 ans : À partir de 10 % de surface corporelle
  - Dans les autres cas : Si la surface brûlée est supérieure ou égale à 20 %
- En cas de brûlure au 3e degré ≥ 5 % de la surface corporelle
- Indépendamment de la surface brûlée si :
  - Localisation critique :
    - Atteinte de la face ou de l'appareil génital et/ou du périnée
    - Atteinte des mains ou des pieds ou des grosses articulations
  - Type de brûlure critique
    - Brûlure chimique
    - Brûlure électrique
- En cas de suspicion de lésions d'inhalation
- En cas de traumatisme (la question est de savoir si c'est vers un « trauma » ou un « burn » center)

D. Indications de l'intubation trachéale

- Détresse respiratoire
- Brûlure des voies aériennes supérieures
- Brûlure céphalique et inhalation de fumées

E. Brûlure = Prise en charge de la peau brûlée

- Pansements quotidiens
- Nettoyage des plaies, quotidien
- Parages des plaies, quotidien
- Hydrothérapie
- Prévention de la colonisation et de l'infection cutanée : Sufladiazine argentique : Flammazine®
- Fermeture dès que possible de la peau
- Greffe cutanée (précoces si possibles)
- Lutte contre la perte de chaleur
- Lutte contre la dénutrition (favorisé par les pertes cutanées et qui retarde la cicatrisation)

N° 331

Coma non traumatique

Module UE n° 11

N° 331 : Coma non traumatique de l'adulte et de l'enfant

- Diagnostiquer un coma non traumatique
- Identifier les situations d'urgence et planifier leur prise en charge pré-hospitalière et hospitalière

LE CONSEIL AVANT D'ABORDER LA QUESTION

La difficulté principale des troubles de vigilance tient dans la connaissance des définitions concernant la normalité et les états pathologiques.

ABRÉVIATIONS

- ACSOS : Agression cérébrale secondaire d'origine systémique
- HTIC : Hypertension intracrânienne
- SRAA : Substance réticulée activatrice ascendante

TEXTE PRINCIPAL

Définition

- Vigilance : État d'activation cérébrale. Sous la dépendance du SRAA
- Conscience : Association de vigilance et de perception de soi et de l'environnement
- Coma : Altération de la conscience (dans ses deux composantes)
- Coma > Stupeur > Confusion > Obnubilation

Physiopathologie

- Atteinte lésionnelle : Lésion du parenchyme cérébral
- Atteinte fonctionnelle : Perturbation (transitoire) des fonctions cérébrales

Diagnostic clinique

- Antécédents pouvant favoriser la survenue d'un coma
- Anamnèse à la recherche d'élément en faveur d'une cause spécifique
- Toujours penser à l'hypoglycémie (cause classique +++)
- Toujours rechercher une hyperthermie (méningo-encéphalite ?)
- Détermination du score de Glasgow
- Recherche d'HTIC, d'irritation méningée, de signe de localisation neurologique
- Etude des paires crâniennes : Localisation ? HTIC ? Réflexes du tronc cérébral ?
- Examen des pupilles : Symétrie ? Réactivité ?
- Examen respiratoire : Anomalies de la fréquence respiratoire localisatrice ?

Examens complémentaires

- Bilan étiologique du coma
  - Imagerie cérébrale : Scanner voire IRM (région sous tentorielle en particulier)
  - Exploration fonctionnelle : EEG, Potentiels évoqués
  - Ponction lombaire
  - Bilan biologique orienté par le contexte (toujours glycémie !)
  - Recherche de pathologie infectieuse
  - Bilan toxicologique en fonction du contexte
- Complications du coma
  - Altération de l'hématose : Gaz du sang
  - Altération hémodynamique : ECG, monitorage hémodynamique, échographie cardiaque
  - Troubles hydrosodés : Ionogramme sanguin, fonction rénale
  - Troubles digestifs

Diagnostics différentiels

- Locked-in syndrome +++
- État de mort encéphalique

Prise en charge thérapeutique

- Toujours : Surveillance et correction de la glycémie !
- Protection des voies aériennes : Intubation trachéale si score de Glasgow < 9
- Stabilisation hémodynamique
  - Hypotension (remplissage voire noradrénaline)
  - Troubles de conduction : Atropine voire isoprénaline ou sonde de stimulation
- Prévention de l'agression cérébrale secondaire d'origine systémique !
  - Température
  - Stabilisation de la pression artérielle
  - Oxygénation et normalisation de la capnie
  - Normalisation de la glycémie
- Prévention de la maladie thromboembolique
- Prise en charge étiologique !!

« Réflexes cliniques »

A. Le diagnostic de coma est un diagnostic clinique (et ne nécessite aucune confirmation par des examens complémentaires)

B. Les causes de coma peuvent être divisées en

- Atteinte lésionnelle (ou « structurelle ») : Correspond à une lésion anatomique
- Atteinte fonctionnelle (ou « non structurelle ») : Correspond à une perturbation de la fonction sans lésion anatomique (origine toxique, médicamenteuse, endocrinienne)

C. Tout coma non traumatique doit bénéficier d'une mesure de glycémie capillaire !!!

D. Toujours évoquer la possibilité d'une *cause métabolique* (hypoglycémie +++) ou *toxique* (morphiniques, cocaïne, amphétamines...) devant une anomalie neurologique, en particulier péjorative (anomalie de l'oculomotricité, défaut de réponse motrice...)

E. Tout coma fébrile est une méningo-encéphalite jusqu'à preuve du contraire

« À savoir » : Clinique

A. Pupilles & localisation neurologique

- Atteinte diencéphalique
  - ▸ Pupilles symétriques
  - ▸ Myosis
  - ▸ Réactives à la stimulation lumineuse
- Atteinte mésencéphalique
  - ▸ Pupilles symétriques
  - ▸ Mydriase
  - ▸ Aréactives à la stimulation lumineuse
- Atteinte pontique
  - ▸ Pupilles symétriques
  - ▸ Myosis punctiforme
  - ▸ Aréactives à la stimulation lumineuse

B. Pensez ***toujours à évoquer*** les causes ***toxiques*** de modification de la taille et de la réponse pupillaire !!!

C. Réponse motrice pathologique à la stimulation douloureuse

- Réponse en décortication
  - ▸ Flexion des membres supérieurs
  - ▸ Extension des membres inférieurs
  - ▸ Signe une atteinte hémisphérique diffuse ou thalamique (respect du diencéphale)
- Réponse en décérébration
  - ▸ Extension, adduction, rotation interne des membres supérieurs
  - ▸ Extension des membres inférieurs
  - ▸ Signe une atteinte mésencéphalique, diencéphalique ou pontique

« À savoir » : Paraclinique

- Bilan lésionnel : Biologie, microbiologie, toxicologie, imagerie, explorations fonctionnelles (EEG)
- Bilan fonctionnel : Biologie, toxicologie, explorations fonctionnelles (EEG, potentiels évoqués)

« À savoir » : Thérapeutique

■ **Anticoagulation préventive et accident vasculaire cérébral hémorragique**.

- Contention élastique (ou compression veineuse intermittente le premier jour (J0)
- Reprise de l'anticoagulation préventive par HBPM dès J1

« À savoir » : Prévention des agressions cérébrales secondaires d'origine systémique (ASCOS)

- Lutte contre l'hyperthermie (paracétamol, voire refroidissement externe)
- Lutte contre l'instabilité hémodynamique
  - Contre l'hypotension : Remplissage voire noradrénaline
  - Contre l'hypertension : Nicardipine-Loxen® en intraveineux continu à la seringue électrique
- Lutte contre les anomalies métaboliques
  - Prévention et traitement des hypoglycémies et des hyperglycémies (diabète)
  - Prévention et traitement des dysnatrémies
- Lutte contre les anomalies de la capnie
  - Prévention des hypocapnies liées à l'excès de ventilation mécanique
  - Prévention des hypercapnies liées à une pathologie respiratoire chronique ou une ventilation inadaptée
- Prévention de l'hypoxémie
  - Oxygénation satisfaisante du patient
  - Éviter les niveaux de PEEP élevée (risque d'augmentation d'œdème cérébral par augmentation de la pression veineuse cave supérieure et donc veineuse cérébrale)

N° 240

Crise aiguë thyrotoxique

Module UE n° 8

N° 240 : Hyperthyroïdie

- Diagnostiquer une hyperthyroïdie
- Argumenter l'attitude thérapeutique et planifier le suivi du patient

ABRÉVIATIONS

- AC/FA : Arythmie complète par fibrillation auriculaire
- ECBC : Examen cytobactériologique des crachats
- ECBU : Examen cytobactériologique des urines
- NIS : Natrium/iodine symporter
- PTU : Propyl-thio-uracile
- T_3 : Tri-iodo-thyronine
- T_4 : Tétra-iodo-thyronine ou thyroxine
- T_3L: Tri-iodo-thyronine libre
- T_4L : Tétra-iodo-thyronine ou thyroxine libre
- TRH : Thyreotropin releasing hormone
- TSH : Thyréotropine (ou thyroid stimulating hormone)
- TSH_{us} : TSH ultrasensible (technique de dosage habituellement utilisée)

TEXTE PRINCIPAL

Définition

- Syndrome de thyrotoxicose : Tableau clinique et biologique secondaire à l'excès d'hormones thyroïdiennes
- Crise aiguë thyrotoxique : Forme grave du syndrome de thyrotoxicose (diagnostic clinique !)

Physiopathologie

- La thyrotoxicose est la crise thyréotrope sont liées
  - A une augmentation des effets périphériques de la T_3
  - Le tableau est une exagération des effets physiologiques
- Dans les hyperthyroïdies liées à une surcharge iodé, on distingue deux types d'épisodes :
  - Hyperthyroïdie *par* surcharge iodée
    - Thyroïde antérieurement saine
    - Survenue d'une lésion thyroïdienne destructrice par la charge en iode
    - L'hyperthyroïdie est liée à la libération brutale des hormones thyroïdiennes
    - Il n'y a pas de synthèse *de novo* d'hormones thyroïdiennes
  - Hyperthyroïdie *avec* surcharge iodée
    - Hyperthyroïdie préexistante à la surcharge iodée
    - Aggravée (ou démasquée) par la surcharge
  - L'aggravation est donc liée à la synthèse *de novo* d'hormones thyroïdiennes

Tableau clinique

- Tableau de l'éventuelle maladie thyroïdienne sous jacente
- Tableau de facteur déclenchant de la maladie thyroïdienne (infection, chirurgie, stress physique voire psychologique) ou notion d'exposition à des doses d'iode importantes
- Tableau des complications liées à l'excès d'hormones thyroïdiennes au niveau tissulaire, notamment
  - Hyperthermie parfois importante
  - Hémodynamique : Troubles du rythme (AC/FA++), insuffisance cardiaque, décompensation ischémique)
  - Rénale : Déshydratation, insuffisance rénale, hypercalcémie, parfois hyponatrémie ou hypokaliémie
  - Neurologiques : Agitation, convulsion, coma voire convulsions. Possible paralysies périphériques
  - Digestives : Nausées, vomissements, diarrhées

Examens complémentaires

- Dosage des hormones thyroïdiennes (NB : Pas de corrélation entre leur taux et la gravité du tableau !)
- Fonction des points d'appels cliniques de décompensation
- Recherche d'une étiologie à la décompensation (lorsqu'elle n'est pas évidente (prise d'iode)

Diagnostic différentiel

- Tableau d'hyperthyroïdie
  - Syndrome adrénergique (cf. intoxications)
  - Syndrome sérotoninergique (cf. intoxications)
  - Phéochromocytome
- Réduction du taux de TSH
  - Euthyroid sick syndrome (cf. hypothyroïdie)
  - Prise de corticoïdes à fortes doses
  - Hypothyroïdie d'origine centrale

Traitement

- Réduction des effets des hormones thyroïdiennes
  - Arrêt de l'exposition à l'iode
  - Antithyroïdiens de synthèse : PTU
  - β-bloquants
  - Corticoïdes
  - Rarement (en cas d'inefficacité ou de contre-indication du reste) : Thyroïdectomie

- Traitement des complications de la crise thyrotoxique
  - Fonction des complications. Toujours :
    - Baisse active de la température centrale
    - Réhydratation
    - Correction des troubles électrolytiques
    - Correction des anomalies de la glycémie
- Traitement du facteur déclenchant de la crise thyrotoxique

Médicaments favorisant « classiquement » la survenue d'une hyperthyroïdie

- Amiodarone (Cordarone®)
- Lithium
- Halopéridol

« Réflexes cliniques » : Le diagnostic de crise thyrotoxique est clinique

« À savoir » : Clinique

A. Facteurs principaux favorisants la survenue d'une crise thyrotoxique

- Chirurgie thyroïdienne
- Surcharge iodé (en particulier liées à l'amiodarone)

B. Crise aigu thyrotoxique et amiodarone

- L'amiodarone est la cause la plus fréquente de crise aigu thyrotoxique par surcharge iodée
- Les effets anti-adrénergiques de l'amiodarone peuvent masquer une partie du tableau clinique
- La *récidive d'une AC/FA* précédemment réduite par le traitement doit faire suspecter l'atteinte thyroïdienne
- Du fait de l'augmentation systématique de la thyroxine (T_4) au cours du traitement par amiodarone, c'est l'effondrement de la TSH qui confirme le diagnostic d'épisode aigu dans ce contexte

C. Au cours de la crise thyrotoxique il n'existe pas de corrélation entre les taux d'hormones circulantes et la gravité du tableau clinique

D. La suspicion d'ischémie cérébrale doit faire systématiquement rechercher une thrombophlébite cérébrale, fréquente dans ce contexte

Critères cliniques en faveur d'une crise thyrotoxique

Paramètres	Critères de Burch et Wartofsky	Critères d'Akamizu
Présence d'une thyrotoxicose	–	Pré-requis
Fièvre	≥ 37° 2C	≥ 38 °C
Fréquence cardiaque	≥ 90 bpm	≥ 130 bpm
Fibrillation auriculaire	Non incluse	Incluse
Insuffisance cardiaque	Œdèmes des membres inférieurs voire œdème pulmonaire	Dyspnée Stade IV de la NYHA ou ≥ III de la classification de Killip
Bilirubine	Non incluse	> 51 µmol/L
Ictère	Inclus	Non inclus

« Réflexes thérapeutiques »

A. Traitement antipyrétique de la crise thyrotoxique

- Le paracétamol : Attention en cas d'hépatite cytolytique aiguë provoquée par l'hyperthyroïdie
- L'aspirine : Contre indiquée !
  - L'aspirine inhibe l'adhésion des hormones thyroïdiennes aux protéines dans la circulation
  - Ceci conduit à une augmentation de la fraction libre des hormones thyroïdiennes et donc à un risque d'aggravation de la symptomatologie clinique

B. Traitement de l'arythmie complète par fibrillation auriculaire (AC/FA) au cours de la crise thyrotoxique

- Traitement de choix : Bêta-bloquants
- Traitement contre-indiqué : Amiodarone : Riche en iode !
- Traitement peu efficace (et donc ne sont pas indiqué !)
  - Digitaliques
  - Choc électrique externe

« À savoir » : Thérapeutique

A. L'antithyroïdien de choix au cours des crises thyrotoxiques est le PTU

D'après : *Hyperthyroidism and Other Causes of Thyrotoxicosis: Management Guidelines of the American Thyroid Association and American Association of Clinical Endocrinologists. Thyroid 2011; 21(6) : 593 646*

B. Mécanismes d'action du propyl-thio-uracile (PTU)

- Inhibition de la synthèse d'hormones thyroïdiennes
- Inhibition de la libération des hormones thyroïdiennes
- Inhibition de la conversion périphérique de thyroxine (T_4) et tri-iodo-thyronine (T_3)

Remarque : du fait de la multiplicité de ses effets, le PTU est l'antithyroïdien de prédilection au cours de la crise aiguë thyrotoxique

C. Traitement antithyroïdien de synthèse et hyperthyroïdie liée à une surcharge iodée

- En cas d'hyperthyroïdie avec surcharge iodée : Efficacité des antithyroïdiens sur la production hormonale

- En cas d'hyperthyroïdie par surcharge iodée : Absence d'efficacité des antithyroïdiens du fait de l'absence de production de novo d'hormones thyroïdiennes (l'effet périphérique du PTU peut alors être intéressant)

D. Mécanismes d'action des corticoïdes dans la crise thyrotoxique

- Inhibition des effets adrénergiques périphériques des hormones thyroïdiennes
- Inhibition de la conversion périphérique de T4 en T3
- Effet antiinflammatoire (dans les thyroïdites et les hyperthyroïdies par surcharge iodée)

E. Effets des β-bloquants au cours de la crise thyrotoxique

■ Les β-bloquants inhibent la stimulation des récepteurs β-adrénergiques et ainsi

- Réduire le risque de survenue de trouble du rythme (réduction de l'hyperexcitabilité auriculaire et ventriculaire)
- Ralentir la fréquence cardiaque, notamment en cas de trouble du rythme
- Réduire la pression artérielle
- Réduire les effets non cardiovasculaires, périphériques de la stimulation catécholergique

Remarque : l'usage des β-bloquant doit être limité aux patients n'ayant pas de décompensation congestive d'une insuffisance cardiaque

NB1 : la réduction des effets périphériques n'est possible qu'en cas d'usage d'un β-bloquant non cardiosélectif

NB2 : en dehors de ces effets, les β-bloquants inhibent la conversion périphérique de Thyroxine (T4) en Triiodothyronine (T3), qui est la forme active et permettent ainsi de réduire les effets des hormones thyroïdiennes circulantes

F. Surcharge iodée et amiodarone

- En cas d'hyperthyroïdie liée à une surcharge iodée secondaire à la prise d'Amiodarone, l'interruption du traitement par amiodarone n'est pas systématique !
- Elle doit être discutée au cas par cas
  - La poursuite du traitement expose à l'augmentation de la charge en iode
  - L'arrêt expose à l'exacerbation de troubles du rythme cardiaque
  - L'amiodarone a un effet inhibiteur de la déiodase périphérique réduisant la conversion de la thyroxine (T_4) et tri-iodothyronine (T_3)

Traitement de la crise thyrotoxique (synthèse)

- Un traitement multimodal doit être entrepris, incluant :
  - Antithyroïdiens de synthèse
  - β-bloquants
  - Corticoïdes
  - Iode inorganique (réservée au cas graves ou résistants au traitement en France)
  - Refroidissement externe agressif par :
    - Paracétamol
    - Couvertures refroidissantes
    - Remplissage vasculaire pour réhydratation
    - Monitorage rapproché de l'hémodynamique en réanimation

D'après : *Hyperthyroidism and Other Causes of Thyrotoxicosis: Management Guidelines of the American Thyroid Association and American Association of Clinical Endocrinologists. Thyroid 2011; 21(6) : 593 646*

N° 103

État de mal épileptique

Module UE n° 4

N° 103 : Épilepsie de l'enfant et de l'adulte

- Diagnostiquer les principales formes d'épilepsie de l'enfant et de l'adulte
- Identifier les situations d'urgence et planifier leur prise en charge
- Argumenter l'attitude thérapeutique et planifier le suivi du patient
- Décrire les principes de la prise en charge au long cours

ABRÉVIATIONS

- EEG : Électroencéphalogramme
- EME : État de mal épileptique
- GABA
  - HTA : Hypertension artérielle
  - NMDA : N-Méthyl-D-Aspartate
    PAM : Pression artérielle moyenne
  - PIC : Pression intracrânienne
  - PPC : Pression de perfusion cérébrale

TEXTE PRINCIPAL

Définition

- EME : Crise convulsive ou crises subintrantes ≥ 30 minutes
- EME tonico-clonique : Crise convulsive ou crises subintrantes ≥ 5 minutes
- EME réfractaire : EME ne répondant pas à la première ligne de traitement
- NB : Une disparition de la crise clinique sans retour à la conscience peut être une crise larvée !

Physiopathologie

- L'EME est une activité paroxystique et hypersynchrone d'un groupe de neurone
- L'hyperexcitabilité et la persistance de la crise sont le fait d'un déséquilibre entre le système de neurotransmission excitateur et inhibiteur
- Durant la phase secondaire de l'EME on observe
  - Une augmentation de la pression intracrânienne
  - Une baisse de la pression artérielle systémique

Tableau clinique

- Une phase précoce associant
  - Une crise convulsive généralisée
  - Une hyperactivité neuro-végétative
- Une phase tardive
  - Apparaît environ après 30 minutes de crise
  - Hyperthermie du fait de l'activité musculaire prolongée
  - Dissociation électromécanique (phase « larvée »)

Examens complémentaires

- Diagnostic de certitude : EEG
- Tout coma ne faisant pas la preuve de son origine doit bénéficier d'un EEG
- Devant un EME toujours penser
  - À la glycémie
  - À la notion de prise médicamenteuse (traitement antiépileptique ou épileptogène)
  - À l'intoxication (alcool +++)
  - À la possibilité d'une infection du système nerveux central (herpes !)
  - Au ionogramme sanguin (cause ou complication)

Traitement

- Le traitement repose sur des recommandations précises
- Les traitements majeurs sont les benzodiazépines, les barbituriques et la fosphénytoïne
  - Initialement : Diazepam ou Clorazepam et phénobarbital
  - Nécessité d'anesthésie générale (sédation) : Midazolam ou Thiopental
- La protection des voies aérienne doit être largement envisagée
- La neuroprotection, notamment par surveillance et l'équilibre du ionogramme, de la glycémie, de la température et des gaz du sang est un élément important de la prise en charge
- N'oubliez jamais la prévention de la récidive, en particulier par l'éducation thérapeutique !

« Réflexes cliniques »

A. Définitions

- La durée de la crise définissant l'EME est de 30 minutes SAUF :
- SAUF pour l'EME tonico-clonique pour lequel la durée est de 5 minutes
- Crises subintrantes : Crises multiples sans retour à la vigilance entre les crises
- Crises sérielles : Crises multiples avec retour à la conscience antérieure entre les crises
- Les *crises subintrantes* sont équivalentes à une crise continue dans l'état de mal épileptique
- Les *crises sérielles* du fait de la récupération ne rentrent pas dans la définition de l'EME

B. Signes à rechercher en cas de suspicion d'EME larvé

- Doivent être recherchés :
  - Au niveau des yeux (nystagmoïd jerking)
  - Au niveau des paupières : Clignement palpébral clonique
  - Au niveau de la langue : Trémulation de la langue
  - Au niveau des muscles du visage : Mouvement tonico-clonique de tout ou partie
  - Au niveau des mains et des pieds : Activité tonico-clonique d'une loge voire d'un doigt/orteil

C. Étiologie de l'EME

- L'EME est souvent multifactoriel
- L'évolution de l'EME faire apparaitre des facteurs d'entretien de l'EME
- L'absence de contrôle des facteurs déclenchant/favorisant favorisent l'entretien de l'EME

« À savoir » : Clinique

A. Classification

- EME avec pronostic vital engagé à court terme
  - EME convulsif généralisé tonico-clonique
  - EME larvé (forme tardive du précédent)
- EME avec pronostic vital et/ou fonctionnel engagé à moyen terme
  - EME confusionnel partiel complexe
  - EME convulsif focal avec ou sans marche Bravais-Jacksonienne
- EME n'engageant pas le pronostic vital à court terme
  - EME généralisé myoclonique
  - EME absence
  - EME à symptomatologie élémentaire (sans rupture de contact)

B. Étiologie de l'EME

- Patient épileptique connu : La première cause d'EME est l'anomalie de concentration de son traitement antiépileptique habituel
- Patient sans antécédent d'épilepsie, les causes les plus fréquentes sont
  - La souffrance cérébrale aigue fonctionnelle (anomalie métabolique, intoxications)
  - La souffrance cérébrale aiguë lésionnelle (encéphalite, accident vasculaire…)

« À savoir » : Paraclinique

A. Le diagnostic de certitude de l'EME est **électro-physiologique**. Il repose sur **l'EEG**

B. Indications de la ponction lombaire dans le cadre de l'EME

- EME fébrile
- Notion d'immunodépression
- En cas de négativité du bilan étiologique

NB : la ponction lombaire sera réalisée <u>en absence de contre-indication</u> ! (cf. question méningites)

C. Indication de la TDM dans l'EME

- Présence de signes de localisation
- EME initialement partiel
- Notion de traumatisme crânien
- Notion de processus tumoral évolutif
- Immunosuppression
- Nécessité de réalisation d'une ponction lombaire
- Persistance d'une incertitude diagnostic malgré le bilan réalisé

« Réflexes thérapeutiques » : Hospitalisation en réanimation

- Persistance de l'EME malgré la prise en charge initiale
- Troubles de vigilance
- Défaillance d'organe

« À savoir » : Thérapeutique

A. EME et traitement

- Le traitement de l'EME est une urgence !
- Le contrôle de l'EME est d'autant plus difficile que son évolution est longue

B. Diagnostic d'interruption de l'EME

- Diagnostic clinique : Réveil du patient et récupération d'un contact
- Diagnostic EEG : En absence de réveil : Aspect de « Burt-suppression »

C. Agression cérébrale

- Toujours du soluté salé isotonique (NaCl à 9 ‰)
- Contre-indication de la solution glucosée à 5 % (risque d'hyponatrémie et d'œdème cérébral)

D. EME fébrile

- Penser systématiquement à une infection du système nerveux central
- En particulier : Méningo-encéphalite herpétique (traitement par Zovirax® au moindre doute)

Prise en charge thérapeutique de l'EME

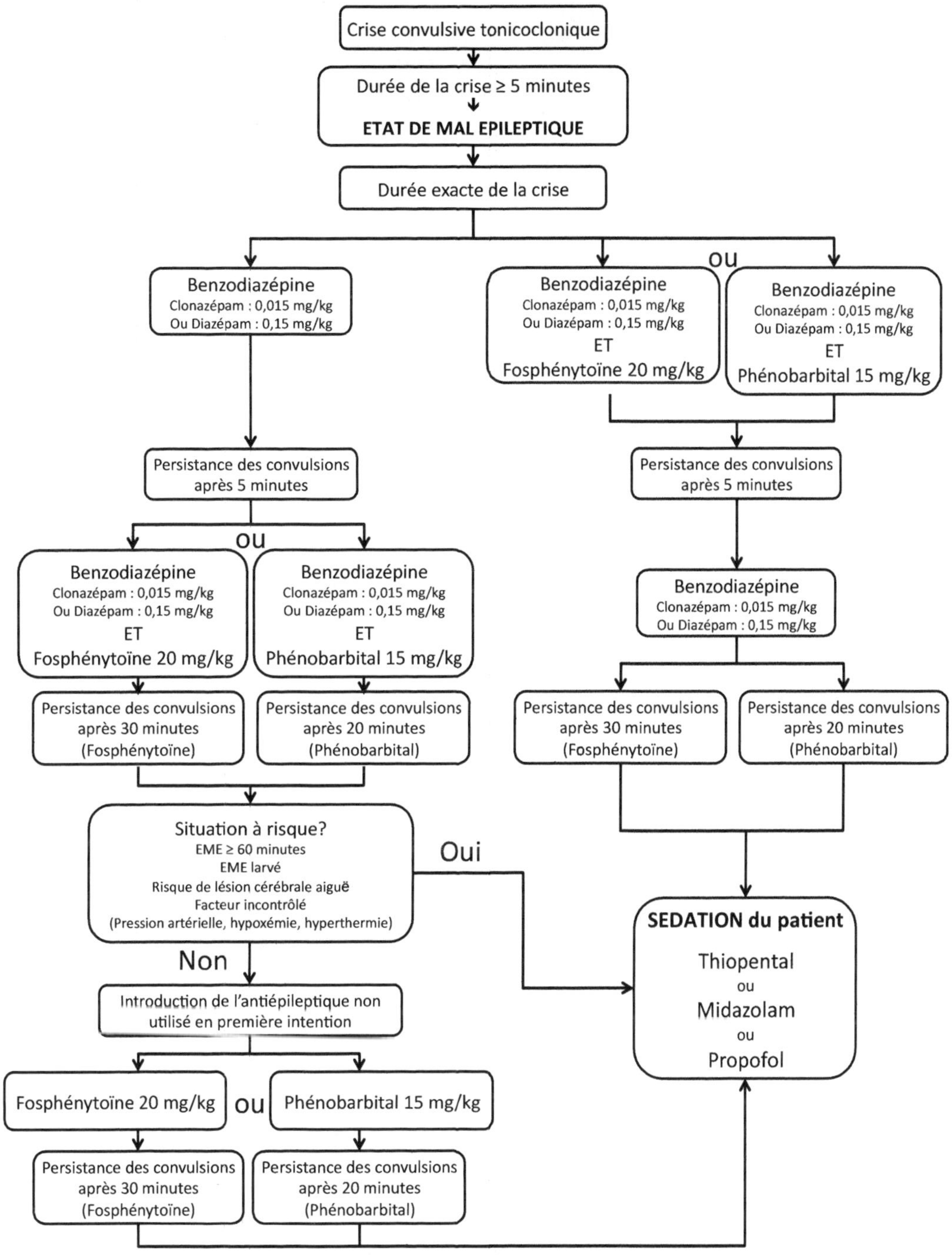

NB : Après interruption des crises, un relais par benzodiazépines sera réalisé. Le traitement au long cours sera discuté avec les neurologues

D'après : *Prise en charge en situation d'urgence et en réanimation des états de mal épileptiques de l'adulte et de l'enfant (nouveau-né exclu). Sous l'égide de la SRLF. Outin H. et al. Réanimation (2009)*

N° 245

Complications aiguës du diabète

Module UE n° 8

N° 245 : Diabète sucré de type I et II de l'adulte et de l'enfant. Complications

- Diagnostiquer un diabète chez l'enfant et l'adulte
- Identifier les situations d'urgence et planifier leur prise en charge
- Argumenter l'attitude thérapeutique nutritionnelle et médicamenteuse et planifier le suivi du patient
- Décrire les principes de la prise en charge au long cours
- Reconnaître les signes d'une rétinopathie diabétique à l'examen du fond d'œil

ABRÉVIATION

- IVSE : Intraveineux à la seringue électrique

TEXTE PRINCIPAL

- Acidocétose
  - Définition : Association d'une
    - Hyperglycémie (> 14 mmol/L)
    - Cétonémie (et d'une cétonurie ≥ 2 croix)
    - Acidose (pH < 7,35)
  - Physiopathologie
    - Hyperglycémie par défaut de pénétration cellulaire et augmentation de production
    - Augmentation de la lipolyse conduisant à la production d'acétyl-CoA
    - Transformation de l'acétyl-CoA en corps cétoniques
    - Hyperkaliémie du fait de la baisse de pénétration intracellulaire par
  - Tableau clinique
    - Plus fréquent chez les sujets jeunes et dans le diabète de type I
    - Syndrome polyuropolydispique et déshydratation mixte
    - Tableau digestif
    - Dyspnée de Kussmaul
  - Traitement
    - Insuline IVSE continue jusqu'à disparition de la cétonurie
    - Correction des troubles de l'hydratation
    - Prévention de l'hypokaliémie et de l'hypophosphorémie

Principes du traitement de l'acidocétose diabétique

- Insulinothérapie : Élément central de la prise en charge
- Correction de la déshydratation : Centrée sur le remplissage vasculaire dans ce contexte
- Correction des troubles électrolytiques : En particulier :
  - Hypokaliémie : Prévention et prise en charge
  - Hypophosphorémie
- Cas particulier des dysnatrémies
  - Généralement : Hyponatrémie hyperosmolaire
  - Ces hyponatrémies seront à réévaluer après correction de la glycémie
  - Natrémie corrigée : Na corrigée = Na mesurée + 0,3 × glycémie (en mmol/L)
- Traitement de la pathologie responsable de la décompensation du diabète
  - Rechercher l'interruption du traitement et son origine (Éducation à revoir en particulier !)
- Prévention des complications non spécifiques (en particulier thromboemboliques)

- État hyperosmolaire
  - Définition : Association d'une
    - Hyperglycémie (> 33 mmol/L)
    - Hyperosmolalité (> 320 mOsm/kg)
  - Physiopathologie
    - Hyperglycémie par défaut de pénétration cellulaire et augmentation de production
    - Mais taux résiduel d'insuline limitant la production de corps cétoniques
    - Diurèse osmolaire conduisant à une déshydratation sévère
  - Tableau clinique
    - Plus fréquent chez les personnes âgées et dans le diabète de type II
    - Déshydratation majeure intra et extracellulaire
    - Troubles neurologiques (confusion, coma)
  - Traitement
    - Insuline IVSE continue jusqu'à une glycémie de l'ordre de 2,5 g/l
    - Correction des troubles de l'hydratation
    - Correction de l'osmolalité (donc de la déshydratation intracellulaire)
    - Prévention de l'hypokaliémie

Principes du traitement de l'état hyperosmolaire

- Correction des troubles de l'hydratation : Élément central de la prise en charge
  - Initialement par un soluté isoosmolaire : Solution salée à 0,9 %
  - Puis par un soluté hypoosmolaire : Solution salée à 0,45 % ou Ringer-Lactate
- Insulinothérapie
- Correction des troubles électrolytiques
- Traitement de la pathologie responsable de la décompensation du diabète
- Prévention des complications non spécifiques (en particulier thromboemboliques)

- Acidose lactique secondaire à la prise de biguanides
  - Définition
    - Augmentation de la concentration de lactate (> 5 mmol/L)
    - Dans un contexte de diabète de type II traité par Metformine
  - Physiopathologie
    - Intoxication par les biguanides
    - Les biguanides inhibent l'usage de lactate pour la néoglucogénèse et la glycogénolyse
  - Tableau clinique
    - Hypotension artérielle voire état de choc
    - Dyspnée de Kussmaul
    - Troubles neurologiques (confusion, coma)
  - Traitement
    - Arrêt du traitement par biguanide
    - Épuration extrarénale

- Prévention de la récidive
  - Équilibration du traitement
  - Éducation thérapeutique

Principes du traitement de l'acidose lactique

- Arrêt du traitement par biguanides : Élément central de la prise en charge
- Épuration extra-rénale pour :
  - Corriger l'altération de la fonction rénale (fréquemment associée et souvent responsable)
  - Permettre l'élimination du médicament
- Pas d'indication à l'usage de bicarbonates intraveineux
- Prévention des complications non spécifiques (en particulier thromboemboliques)

« À savoir » : Clinique

A. La bandelette urinaire ne détecte pas le β-hydroxybutyrate

B. Les corps cétoniques

- Acéto-acétate
- β-hydroxybutyrate
- Acétone

C. Causes d'augmentation de l'apport de glucose

- Augmentation des apports alimentaires
- Augmentation de la production de glucose : Syndrome inflammatoire, corticoïdes+++

D. Causes de syndrome inflammatoire déstabilisant le diabète

- Pathologies infectieuses : Cause la plus fréquente
- Pathologies ischémiques : En particulier l'ischémie myocardique (silencieuse !) dans ce contexte
- Pathologie traumatique (voire chirurgicale)
- Pathologie digestive (pancréatite+++)
- Embolie pulmonaire

« Réflexes cliniques »

A. Acidocétose diabétique

- Hyperglycémie avec glycosurie
- Présence de corps cétoniques dans les urines (au moins deux croix à la bandelette urinaire)
- Le pH mesuré dans ces conditions sera généralement < 7,35 !

B. Causes de déshydratation dans les complications aiguës du diabète

- Diurèse osmotique liée à l'hyperglycémie
- Vomissements
- Fièvre (sueurs)
- Le défaut d'apport hydrique

Synthèse des particularités de l'acidocétose diabétique et de l'état hyperosmolaire

	Acidocétose diabétique	État hyperosmolaire
Glycémie	> 14 mmol/l	> 33 mmol/l
Cétonémie	+++	+/-
Cétonurie	+++	+/-
pH artériel	< 7,35	> 7.30
Bicarbonates sanguins	< 18	> 15
Osmolalité plasmatique	Variable	> 320 mOsm/kg H_2O
Trou anionique plasmatique	> 12	< 12

« Réflexes thérapeutiques »

A. Le pool potassique est diminué au cours de l'acidocétose

B. L'acidocétose et l'état hyperosmolaire sont associés à une déshydratation

C. Supplémentation potassique

- JAMAIS de potassium en intraveineux **direct** (risque d trouble de conduction et de décès !)
- JAMAIS de potassium dans un soluté de remplissage prescrit en **débit libre** (donc sur environ 20 minutes)

« À savoir » : Thérapeutique : la prise en charge des décompensations du diabète est centrée sur l'administration d'insuline associée à une surveillance rapprochée de la glycémie

Physiopathologie de l'acidocétose

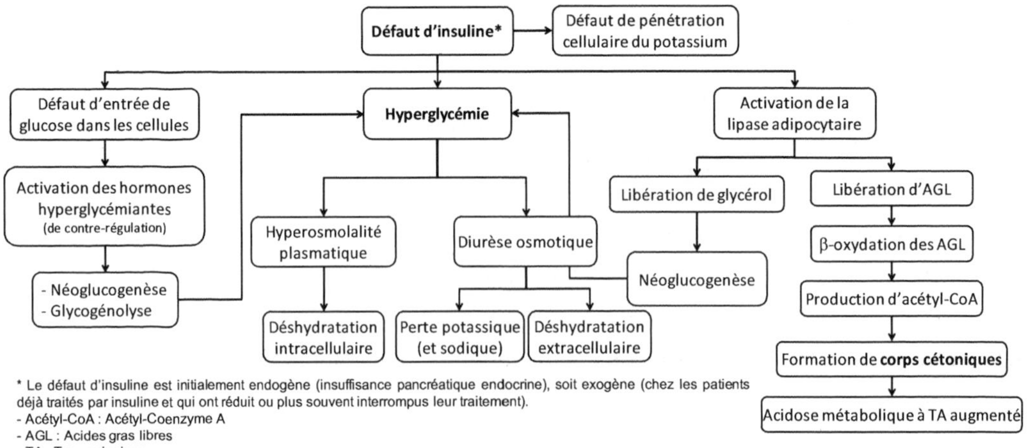

* Le défaut d'insuline est initialement endogène (insuffisance pancréatique endocrine), soit exogène (chez les patients déjà traités par insuline et qui ont réduit ou plus souvent interrompus leur traitement).
- Acétyl-CoA : Acétyl-Coenzyme A
- AGL : Acides gras libres
- TA : Trou anionique

N° 152

Dermohypodermites bactériennes nécrosantes

Module UE n° 6

N° 152 : Infections cutanéo-muqueuses et des phanères, bactériennes et mycosiques de l'adulte et de l'enfant

- Diagnostiquer un impétigo, une folliculite, un furoncle, une dermo hypodermite bactérienne (DHB) et ses signes de gravité
- Connaître les principes du traitement de l'impétigo, de la folliculite, du furoncle, de la dermohypodermite bactérienne (DHB)
- Diagnostiquer et connaître les principes du traitement des infections cutanéo-muqueuses à Candida, cutanée à Malassezzia et des phanères (teignes, onychomycose)
- Diagnostiquer et connaître les principes du traitement des infections à dermatophytes de la peau glabre, des plis et des phanères

ABRÉVIATIONS

- AINS : Anti-inflammatoires non stéroïdiens
- DHB : Dermohypodermite bactérienne
- DHBN : Dermohypodermite bactérienne nécrosante

Définition

- Dermohypodermite bactérienne : Infection du tissu cutané atteignant l'épiderme, le derme et l'hypoderme
- Dermohypodermite bactérienne nécrosante : Infection des mêmes territoires associés une nécrose
  - Type I : Polymicrobienne
  - Type II : Monomicrobienne

Microbiologie

- Les deux agents les plus fréquents
  - Streptocoques A β-hémolytique
  - *Staphylococcus aureus*
- Dans les DHB nécrosantes : Les précédents ainsi que
  - Streptocoque du groupe A β-hémolytique
  - Autres streptocoques (*S. agalactiae* du groupe B, *S. dysgalactiae* du groupe C)
  - *Staphylococcus aureus*
  - Entérobactéries

Tableau clinique

- Facteurs de risque
- Porte d'entrée (cutanée, voire muqueuse, en particulier ORL) ou dissémination hématogène
- Tableau inflammatoire systémique
- Région inflammatoire et douloureuse (et inflammation du territoire de drainage)
- Éléments de gravité devant être particulièrement recherchés
  - Nécrose locale
  - Présence de gaz sous-cutané
  - Dissociation douleur/examen physique
  - Gravité du tableau systémique : État de choc, défaillance(s) viscérale(s)

Examens complémentaires

- Biologie
  - Syndrome inflammatoire
  - Recherche de défaillances viscérales
  - Recherche de décompensation de comorbidité

- Imagerie
  - Scanner au moindre doute : Confirme le caractère nécrosant, l'extension en surface et en profondeur des lésions présentes et détermine la présence de collections, de nécroses, de gaz
  - Doppler : Essentiellement pour le diagnostic différentiel : Absence de phlébite ou d'ischémie artérielle
- Microbiologie
  - Hémocultures
  - Prélèvements locaux : Ponction de bulle, prélèvements de nécrose, pièce per-opératoire
- Examen anatomopathologique en cas de chirurgie

Diagnostic différentiel

- Autres infections spécifiques
  - Maladie de Lyme (érythème migrant) : *Borrelia burgdorferi*
  - Pasteurellose : *Pasteurella multocida*
  - Infections à *Erysipelothrix rhusiopathiae, Hemophilus influenzae*
- Pyoderma gangrenosum
- Thrombose veineuse profonde
- Ischémie artérielle ou veineuse
  - La thrombose veineuse avec ischémie : *Phlegmatia cerulae dolens*
  - L'ischémie aiguë de membre :
- Dermite de stase (« dermite ocre »)

Traitement

- Prise en charge de l'infection :
  - DHB : Antibiothérapie : Amoxicilline et acide clavulanique
  - DHBN : Antibiothérapie (fonction de la localisation) et chirurgie !
- Prophylaxie antitétanique
- Prise en charge des défaillances d'organes
- Prise en charge de la douleur !
- Prévention et prise en charge des complications de la réanimation
- Prévention de la récidive
  - Traitement de la porte d'entrée
  - Éducation (notamment en cas de facteurs favorisants importants : Diabète…)
  - Prise en charge précoce des lésions cutanées

« Réflexes cliniques »

- **Toute suspicion d'infection cutanée doit faire rechercher (et traiter) une porte d'entrée**
- **Toute suspicion d'infection cutanée doit faire rechercher un crépitement sous-cutané évocateur d'infection (*Clostridium* spp, *Escherichia coli* ou une autre entérobactérie)**
- **Lésions purpuriques et hémorragiques dans un contexte de DHB**
  - Toute lésion purpurique extensive dans un contexte fébrile doit faire évoquer un *purpura* fulminans !
  - Toute lésion bulle hémorragique dans un contexte dans un contexte fébrile doit faire évoquer un purpura fulminans !
  - Toute lésion purpurique extensive ou bulle hémorragique dans un contexte d'instabilité hémodynamique (choc) doit faire évoquer un purpura fulminans (ou une infection grave : Sepsis sévère voire choc septique)
- **Toute DHBN cervicale doit faire craindre une atteinte médiastinale !**

Différences DHB et DHBN

Paramètre	DHB	DHBN
Signes généraux	Peu marqués	Souvent marqués
Signes locaux	Douleur corrélée à la lésion	Douleur anormalement intense
Induration	Modérée Dans les limites des lésions apparentes	Intense Au-delà des limites apparentes
Œdème	Absent (sauf sur la face)	Présent
Hypoesthésie	Absente	Présente
Autres lésions cutanées : **Taches cyaniques** **Nécrose cutanée** **Bulles hémorragiques**	 Absente Absente Absente (bulle non hémorragiques)	 Possibles Possibles Possibles
Évolution	Spontanée : début brutal Évolution favorable sous antibiotique	Spontanée : Péjorative rapide Possible inefficacité antibiotique

« Réflexes thérapeutiques »

- **Dans la prise en charge étiologique des DHBN : Rechercher et traiter la porte d'entrée !!**
- **Toute plaie ou infection cutanée doit faire rechercher le statut vaccinal contre le tétanos (cf. QS)**
- **DHBN : Prise en charge impérative et urgente de la douleur !**

« Réflexes thérapeutiques »

DHB et DHBN

- DHB : Urgence médicale : Urgence antibiotique
- DHBN : Urgence médicale et chirurgicale : Urgence antibiotique et urgence chirurgicale : Débridement

DHB : Antibiothérapie en urgence

- Amoxicilline et acide clavulanique (Augmentin®)
- Allergie aux β-lactamines : Pristinamycine (Pyostacine®) ou Clindamycine (Dalacine®)

DHBN : Antibiothérapie en urgence

- Atteinte des membres : Amoxicilline et acide clavulanique (Augmentin®) et clindamycine (Dalacine®)
- Atteintes cervico-faciales : Amoxicilline et acide clavulanique (Augmentin®) et clindamycine (Dalacine®)
- Atteintes abdominales et périnéales
  - ▸ Pipéracilline et tazobactam (Tazocilline®)
  - ▸ Métronidazole (Flagyl®)
  - ▸ Si suspicion de *P. aeruginosa* : Amikacine (Amiklin®)
- Ectyma gangrenosum : Pipéracilline et tazobactam (Tazocilline®) et Amikacine (Amiklin®)
- Remarque : Les cas d'allergie aux β-lactamines seront traités au cas par cas

D'après : *Erysipèle et fasciite nécrosante : prise en charge. Conférence de consensus. Société de pathologies infectieuses de langue française et société française de dermatologie. 2001*

Traitement des DHBN : Synthèse

Prise en charge de la DHBN

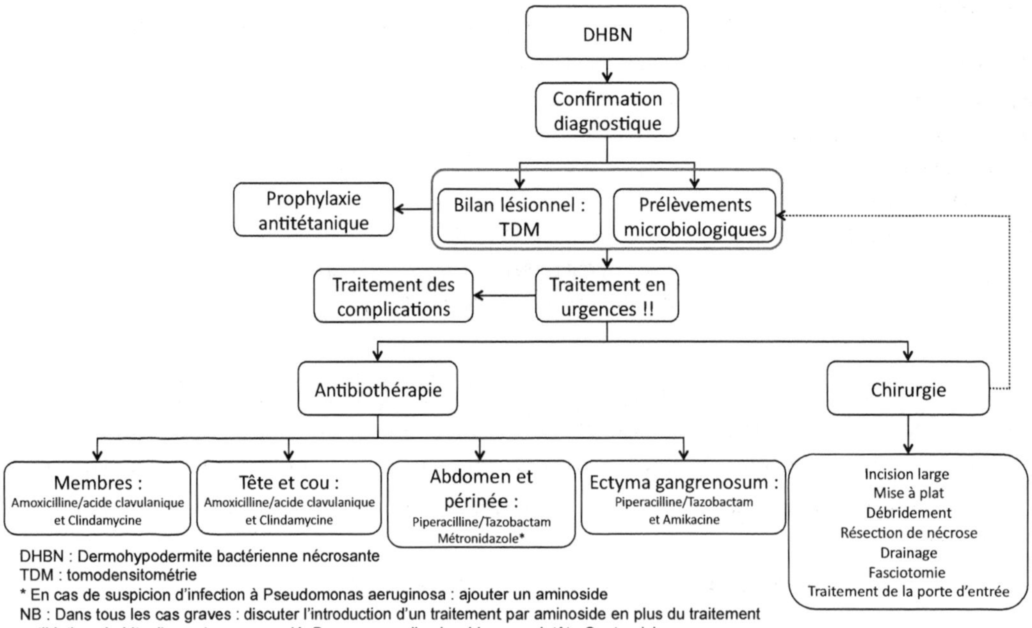

DHBN : Dermohypodermite bactérienne nécrosante
TDM : tomodensitométrie
* En cas de suspicion d'infection à Pseudomonas aeruginosa : ajouter un aminoside
NB : Dans tous les cas graves : discuter l'introduction d'un traitement par aminoside en plus du traitement antibiotique habituellement recommandé. Dans cec cas l'aminoside sera plutôt : Gentamicine – Gentalline®
D'après : *Erysipèle et fasciite nécrosante : prise en charge. Conférence de consensus. Société de pathologies infectieuses de langue française et société française de dermatologie. 2001*

N° 332

Intoxications : généralités

Module UE n° 11

N° 332 : Principales intoxications aiguës

- Diagnostiquer une intoxication par les psychotropes, les médicaments cardiotropes, le CO, l'alcool
- Connaître l'épidémiologie des intoxications chez l'enfant
- Identifier les situations d'urgence et planifier leur prise en charge pré-hospitalière et hospitalière

ABRÉVIATIONS

- EEG : Électroencéphalogramme
- NO : Monoxyde d'azote
- $PaCO_2$: Pression partielle artérielle en gaz carbonique
- PaO_2 : Pression partielle artérielle en oxygène
- ROT : Réflexes ostéotendineux
- SDRA : Syndrome de détresse respiratoire aiguë de l'adulte

TEXTE PRINCIPAL

- Intoxication : Tableau lié aux effets toxiques (délétères) d'une substance (xénobiotique) sur l'organisme
- Intoxication grave
  - Intoxication nécessitant une surveillance rapprochée en réanimation du fait
    - Du produit toxique
    - De la quantité
    - De la forme galénique
    - Du délai
    - D'une polyintoxication
    - Du tableau clinique (neurologique, hémodynamique, respiratoire)
    - Du terrain du patient
- Toxicité fonctionnelle : Liée à l'action pharmacologique et réversible
- Toxicité lésionnelle : Par toxicité cellulaire et donc irréversible
- Toxidrome : Syndrome lié à un type de toxique particulier
  - Syndrome de myorelaxation : Coma calme
  - Syndrome d'intoxication par les opiacés : Coma calme et myosis serré
  - Syndrome de mort apparente : Coma calme, profond
  - Syndrome des stabilisants de membrane : Troubles de conduction (élargissement des QRS) potentiellement graves ! (et risque de convulsions)
  - Syndrome atropinique : Encéphalopathie atropinique, coma agité voire convulsions, blocage de la digestion, rétention d'urine, tachycardie
  - Syndrome sympathomimétique : Tableau adrénergique et syndrome extrapyramidal
  - Syndrome sérotoninergique : Coma agité, syndrome pyramidal, hypotension, diarrhée
  - Syndrome de sevrage : Agitation, anxiété, hypertension, hallucinations, vomissements, diarrhées
  - Syndrome malin des neuroleptiques : Syndrome extrapyramidal fébrile et confusion
  - Méthémoglobinémie : Cyanose « gris ardoise » et dyspnée (SpO_2 souvent normale !)
  - Aspirine : Acouphènes, hypoacousie, polypnée

- Prise en charge spécifique
  - Discuter le lavage gastrique : Intoxication de moins d'une heure et non carboadsorbable
  - Charbon activé : Intoxication de moins d'une heure ou engageant le pronostic vital et forme à libération prolongée ou quantitativement importante
  - Alcalinisation des urines : Salicylés
  - Épuration extrarénale : Lithium, salicylés, metformine (voire alcool, éthylène-glycol, valproate
  - Antidote
    - Flumazénil : Benzodiazépines
    - Naloxone : Opiacés
    - Diazépam : Chloroquine
    - N-acétyl-cystéine : Paracétamol
    - Sels de sodium molaire : Stabilisants de membrane
    - Fab anti-digitaliques : Digitaliques
    - Glucagon : Bêta-bloquants
    - Insuline : Inhibiteurs calciques
    - Octréotide : Sulfamides hypoglycémiants
    - Bleu de méthylène : Méthémoglobinémie
    - Vitamine K (et PPSB) : AVK
    - Vitamine B6 : Isoniazide
    - L-carnitine : Valproate
    - Fomépizole : Méthanol, éthylène glycol

« Réflexes cliniques »

A. Intoxications et gravité

- L'absence de signe objectif de gravité à l'arrivée ne préjuge pas de la gravité véritable de l'intoxication
- Il n'existe pas de corrélation entre la profondeur d'un coma et la gravité réelle de l'intoxication

D'après : *Intoxications graves par médicaments et substances illicites en réanimation. Recommandations d'experts. SRLF 2006*

B. Toxiques et toxidrome

- Le toxidrome ne confirme pas l'origine toxique du tableau
- Un toxidrome n'a d'intérêt que dans un contexte toxique !
- Un toxique peut être responsable de plusieurs toxidromes
- Le toxidrome peut être lié à l'intoxication ou au contraire au sevrage d'un toxique donné

C. Coma calme et myosis serré bilatéral : Penser à l'intoxication aux opiacés !

D. Coma profond et hypothermie : Intoxication ?

- L'hypothermie est elle-même responsable de troubles de vigilance
- Les intoxications peuvent être responsables d'une hypothermie
- Devant toute hypothermie : Rechercher une intoxication

« À savoir » : Clinique

A. Mort apparente et EEG

- Lors des tableaux toxiques de mort apparente, l'EEG peut être plat
- La présence d'un tableau compatible avec la mort doit donc faire évoquer la possibilité d'une intoxication par les carbamates, barbituriques et dans une moindre mesure benzodiazépine

B. Médicaments atropiniques et personnes âgées

- Les effets indésirables atropiniques sont fréquents du fait de propriétés atropinique de nombreux traitements

C. De nombreux toxiques atropiniques ont également des propriétés stabilisantes de membrane

- Antidépresseurs polycycliques
- Phénothiazines
- Quinidiniques

D. Syndrome sérotoninergique

- Le syndrome sérotoninergique doit être évoqué devant la présence d'au moins trois des signes suivants
  - Hypomanie ou confusion
  - Agitation
  - Myoclonies
  - Hyperréflexie
  - Mydriase
  - Hypersudation
  - Frissons
  - Tremblements
  - Diarrhées
  - Incoordination
  - Hyperthermie

E. Syndrome malin des neuroleptiques : Il doit être évoqué devant l'association

- Fièvre
- Hypertonie extrapyramidale
- Confusion
- Parfois associée à une instabilité hémodynamique

F. Syndrome malin des neuroleptiques et sepsis sévère

- Devant toute suspicion de sepsis sévère chez un patient sous neuroleptique il faut évoquer le syndrome malin
- Devant toute suspicion de syndrome malin des neuroleptiques il faut savoir évoquer la possibilité d'un tableau infectieux

G. L'oxymétrie de pouls (transcutanée) n'est pas fiable au cours de la méthémoglobinémie

H. Coma et intoxications

- L'intoxication est un diagnostic d'élimination au cours des comas
- La mesure de la glycémie doit être systématique
- L'imagerie doit être guidée par l'anamnèse et l'examen clinique

« À savoir » : Définition de la gravité d'une intoxication

- Fonction des toxiques
  - ▸ Caractéristiques du toxique
    - Toxicité directe ou après métabolisation
    - Type de toxicité (tropisme cardiaque, neurologique, respiratoire, rénal...)
  - ▸ Formulation du toxique (libération prolongée)
  - ▸ Dose supposée ingérée (ou à laquelle le patient a été exposé)
  - ▸ Délai entre l'intoxication et la prise en charge
  - ▸ Poly-intoxication
- Fonction du tableau
  - ▸ Signes hémodynamiques (troubles du rythme, de la conduction, instabilité hémodynamique)
  - ▸ Signes neurologiques (coma, convulsions)
  - ▸ Signes respiratoires (détresse respiratoire, hypoventilation alvéolaire)
- Fonction du terrain
  - ▸ Âges extrêmes de la vie
  - ▸ Comorbidités

D'après : *Intoxications graves par médicaments et substances illicites en réanimation. Recommandations d'experts. SRLF 2006*

« Réflexes Paracliniques» : Toute suspicion d'intoxication grave doit bénéficier d'un ECG

« Réflexes thérapeutiques »

A. Devant une intoxication (volontaire ou accidentelle), pensez :

- Élément de gravité (Toxique ? Dose ? Délais ? Polyintoxication ? Clinique ? Terrain ?)
- Antidote ?
- Charbon activée ?
- Lavage gastrique ? (rare)
- Alcalinisation des urines ?
- Épuration extra-rénale ?

B. Toute intoxication volontaire doit bénéficier d'une prise en charge psychiatrique spécifique

C. Contre-indications du Flumazénil

- Polyintoxication (notamment en cas de toxique pro-convulsivant)
- Intoxication isolée mais patient épileptique

D. Tout traitement par insuline doit s'accompagner d'un apport de glucose !

« À savoir » : Thérapeutique

A. Toxiques non chélatés par le charbon activé

- Lithium
- Fer

B. Paracétamol et charbon activé : Le charbon activé peut être administré jusqu'à 4 h après l'intoxication

C. Posologie de la N-Acétyl Cystéine (NAC)

- Par voie veineuse
  - 150 mg/kg en une heure
  - Puis 50 mg/kg en 4 h
  - Puis 100 mg/kg sur 16 h (dose poursuivie jusqu'à négativation de la paracétamolémie)

N° 332

Intoxications par les alcools et glycols

Module UE n° 11

N° 332 : Principales intoxications aiguës

- Diagnostiquer une intoxication par les psychotropes, les médicaments cardiotropes, le CO, l'alcool
- Connaître l'épidémiologie des intoxications chez l'enfant
- Identifier les situations d'urgence et planifier leur prise en charge pré-hospitalière et hospitalière

TEXTE PRINCIPAL

- Les principaux alcools en dehors de l'alcool éthylique sont
  - Le méthanol
  - L'éthylène-glycol
  - L'isopropanol
- La toxicité provient des métabolites des alcools et glycols plutôt que d'eux-mêmes
- Les alcools et glycols sont métabolisés par l'alcool déshydrogénase
- Le métabolisme des alcools conduit à une augmentation de la production de lactate au dépend du pyruvate
- Le métabolisme
  - Du méthanol conduit à la formation d'acide formique
  - De l'éthylène-glycol conduit à la formation d'acide oxalique
  - De l'isopropanol conduit à la formation d'acétone
- La toxicité de l'acide formique est avant tout
  - Cérébrale : Noyaux gris centraux, notamment le putamen
  - Ophtalmique : Névrite optique
- L'acide oxalique va former des cristaux d'oxalate de calcium : Toxicité rénale
- Le tableau clinique
  - Possible tableau d'ébriété
  - Tableau digestif
  - Dyspnée de Kussmaul secondaire à l'acidose
  - Dans les intoxications au méthanol
    - Anomalies visuelles (cécité, rétrécissement du champ visuel, dyschromatopsies, œdème papillaire
    - Possible accident ischémique voire hémorragique des noyaux gris centraux
  - Dans les intoxications à l'éthylène-glycol
    - Déficit moteur étendu possible (membre et paires crâniennes)
    - Atteinte rénale
    - Possible atteinte hémodynamique
  - Dans tous les cas
    - Acidose métabolique à trou anionique augmenté
    - Acidose lactique (n'expliquant que partiellement le tableau)
    - Dosage des alcools !
- Traitement
  - Inhibition de l'alcool déshydrogénase
    - Par de l'éthanol : Curéthyl®
    - Par le fomépizole
  - L'augmentation de l'élimination des alcools
    - Discuter l'épuration extra-rénale
    - Discuter les bicarbonates

- Prise en charge symptomatique
  - Equilibre hydroélectrolytique en particulier
  - Pas d'apport de calcium en absence d'hypocalcémie symptomatique dans les intoxications à l'éthylène glycol
  - Toujours penser à la vitaminothérapie (vitamines B1, B6, Folates)
- Prévenir la récidive
- Prise en charge psychiatrique dans les intoxications volontaires

« À savoir » : Méthanol et œil

- L'acide formique est responsable d'une névrite optique
- L'œdème papillaire est un argument en faveur d'une intoxication au méthanol
- L'altération initiale de l'acuité visuelle ne préjuge pas du déficit ultérieur

« Réflexes paracliniques »

A. **Toute acidose métabolique à trou anionique augmenté non expliquée par l'augmentation du lactate doit faire évoquer la possibilité d'une intoxication par les alcools et glycols**

B. **Ethanol et autres alcools :** L'intoxication concomitante par éthanol et par méthanol ou l'éthylène-glycol peut en retarder les symptômes, l'éthanol utilisant la même enzyme inhibant le métabolisme des autres composants en métabolites toxiques.

« Réflexes thérapeutiques » : Intoxication par alcools et glycols : Vitaminothérapie !

- Vitamine B1 (thiamine)
- Vitamine B6 (pyridoxine)
- Vitamine B9 (folates)

« À savoir » : Thérapeutique : prise en charge des intoxications par les alcools et les glycols

- Inhibition de l'alcool déshydrogénase : Fomépizole ou éthanol
- Épuration extra-rénale : Dialyse

N° 332

Intoxications

Module UE n° 11

N° 332 : Principales intoxications aiguës

- Diagnostiquer une intoxication par les psychotropes, les médicaments cardiotropes, le CO, l'alcool
- Connaître l'épidémiologie des intoxications chez l'enfant
- Identifier les situations d'urgence et planifier leur prise en charge pré-hospitalière et hospitalière

ABRÉVIATIONS

- AINS : Anti-inflammatoire non stéroïdien
- CIVD : Coagulation intravasculaire disséminée
- ECG : Électrocardiogramme
- PNN : Polynucléaire neutrophile

TEXTE PRINCIPAL

L'essentiel de la question

- Benzodiazépines
  - Syndrome de myorelaxation
  - Traitement symptomatique (du coma) +/– Flumazénil
- Carbamates
  - Syndrome de myorelaxation voire de mort apparente
  - Traitement symptomatique (du coma et de l'hypotension)
  - Discuter le charbon activé à dose multiple (du fait des agrégats gastriques)
- Barbituriques
  - Syndrome de myorelaxation voire de mort apparente
  - Traitement symptomatique (du coma et de l'hypotension potentiellement sévère)
  - Dosage possible
- Neuroleptiques
  - Syndrome extrapyramidal
  - Syndrome atropinique
  - Syndrome de stabilisants de membrane avec les phénothiazines (+++)
  - Possible allongement du QT et risque de torsade de pointes
  - Traitement
    - Symptomatique
    - Spécifique en cas de troubles de conduction : Bicarbonate de sodium molaire
    - Spécifique des torsades de pointes : Sulfate de magnésium voire isoprénaline
- Lithium
  - Tableau digestif
  - Tableau neurologique : Syndrome cérébelleux, nystagmus, délires
  - Syndrome sérotoninergique
  - Traitement symptomatique
  - Épuration extra-rénale dans les formes graves
  - Dosage systématique
- Antidépresseurs polycycliques
  - Syndrome des stabilisants de membrane (+++)

- Syndrome atropinique
- Syndrome sérotoninergique
- Traitement symptomatique
- Traitement du syndrome des stabilisants de membrane
- NB : L'entraînement électrosystolique n'est pas efficace dans ce contexte

- β-bloquants
  - Tableau de choc cardiogénique avec bradycardie
  - Traitement symptomatique : Atropine voire isoprénaline ou électrostimulation
  - Antidote : Glucagon
  - NB : Possible effet stabilisateur de membrane associé à traiter
- Médicaments stabilisants de membrane
  - Traitement spécifique : Bicarbonate de sodium molaire +/– adrénaline
  - Equilibre ionique strict (potassium, magnésium en particulier)
- Inhibiteurs calciques
  - Troubles de conduction voire choc cardiogénique
  - Possible complications hyperglycémiques
  - Acidose métabolique
  - Traitement symptomatique et apport de gluconate de calcium
  - Antidote : Insuline sous surveillance rapprochée de la glycémie
- Digitaliques
  - Tableau digestif, neurologique (troubles visuels dont dyschromatopsies ; agitation)
  - Tableau hémodynamique : Hypotension et possibles troubles de conduction
  - Traitement symptomatique et atropine (malgré l'aggravation des troubles neurosensoriels)
  - Antidote : Fraction Fab d'anticorps anti-digitaliques (Digidot®)
  - Dosage systématique
- Paracétamol
  - Tableau d'hépatite aigue voire fulminante
  - Traitement symptomatique
  - Antidote : N-acétylcystéine
  - Dosage systématique
- Aspirine
  - Tableau d'acidose métabolique et atteinte du VIII (hypoacousie, acouphènes, vertiges)
  - Traitement symptomatique voire épuration extra-rénale
  - Dosage systématique

« Réflexes Cliniques » : À évoquer systématiquement !

- Coma : Hypoglycémie
- Coma et traumatisme : Hémorragie intracrânienne
- Coma fébrile : Méningite ou méningoencéphalite
- Convulsions et coma : État de mal épileptique d'origine infectieuse (méningoencéphalite)

- Toute confusion fébrile est une méningo-encéphalite jusqu'à preuve du contraire et doit bénéficier d'une ponction lombaire !
- État de choc fébrile : Choc septique (penser à l'antibiothérapie)
- État de choc et détresse respiratoire : Choc cardiogénique ou pneumonie grave

« À savoir » : Clinique

A. Stabilisants de membrane

- Le tableau est centré sur les altérations hémodynamiques
- Toute suspicion d'exposition à un toxique à effet stabilisant de membrane doit faire réaliser un ECG
- L'élargissement du QRS est :
  - Le principal paramètre pronostic
  - Le meilleur marqueur de l'efficacité thérapeutique
  - Le marqueur de la survenue ultérieure de troubles du rythme ventriculaire
  - Le marqueur de la survenue de crises convulsives ultérieures

B. La distinction des effets entre les **inhibiteurs calciques** à effet vasculaire et à effet cardiaque et vasculaire tend à disparaitre au cours des intoxications

C. Devant toute **intoxication médicamenteuse** : Ne jamais sous-estimer un tableau clinique initialement rassurant

« Réflexes paracliniques »

A. Intoxication aux neuroleptiques : ECG (allongement de l'intervalle QT)

B. Intoxication et risque d'effet stabilisant de membrane : ECG ! (élargissement des QRS)

C. Toute modification ECG doit faire proscrire un traitement ayant le même effet secondaire !

« À savoir » : Paraclinique : Lithémie et hydratation : toute déshydratation favorise le surdosage en lithium

A. Le lithium n'est pas chélaté par le charbon activé mais est dialysable

B. Indications de l'épuration extra-rénale dans l'intoxication au lithium

- Intoxication aiguë (donc absence d'accumulation cellulaire préalable) : Lithémie > 3,5 mmol/l
- Intoxication sur prise chronique : Lithémie > 2 mmol/l
- Indépendamment de la concentration plasmatique en cas :
  - D'insuffisance rénale
  - De prise massive de lithium
  - De symptomatologie neurologique sévère
  - De mauvaise tolérance hémodynamique

C. « Cupule digitalique » à l'ECG : La « cupule digitalique » (sous-décalage concave du segment ST) n'est pas un signe de toxicité mais d'imprégnation, donc d'observance du traitement

« Réflexes thérapeutiques »

A. Devant toute intoxication médicamenteuse songez à arrêter

- Le traitement en cause
- Les traitements pouvant interagir
  - Sur la pharmacocinétique du médicament en cause
  - Avec la pharmacodynamie du médicament en cause (effet additif ou synergique)
  - Sur les complications de l'intoxication
- Les traitements non indispensables dans l'urgence

B. Contre-indications du Flumazénil

- Polyintoxication (notamment en cas de toxique pro-convulsivant)
- Intoxication isolée mais patient épileptique

C. Convulsions lors des intoxications par médicaments à effet stabilisant de membrane

- Pas de traitement par phénytoïne ou fosphénytoïne (effet stabilisant de membrane !!)

D. Intoxication digitalique et ions

- La symptomatologie est aggravée en cas
  - D'hyperkaliémie
  - D'hypercalcémie
- Le risque d'arythmie est aggravée par
  - Les dysnatrémies
  - Les dysmagnésémies
  - L'hypophosphorémie

E. Intoxication digitalique : Contre-indication des catécholamines !

F. Devant toute intoxication médicamenteuse volontaire

- Prévention de la récidive : Prise en charge psychiatrique

G. Devant toute intoxication médicamenteuse accidentelle

- Information des cliniciens en charge du patient (et réduction des traitements)
- Éducation du patient

« À savoir » : Le charbon activé peut être administré jusqu'à 4h après l'intoxication

« À savoir » : Prise en charge du syndrome des stabilisants de membrane

- Urgence thérapeutique
- Interruption de tous les traitements à effet stabilisant de membrane
- Surveillance du patient en réanimation sous surveillance
- Surveillance continue du tracé électrocardiographique
- En cas d'élargissement des QRS au-delà de 0.12s : Bicarbonate de sodium à 8,4 %
- En cas de bradycardie
  - Adrénaline (plutôt qu'une autre catécholamine)
  - En cas d'efficacité insuffisante de l'adrénaline : Sonde d'entraînement électro-systolique

- Toujours associer une adaptation de l'équilibre ionique
  - Potassium : Du fait de l'apport de bicarbonate en grande quantité
  - Magnésium : Afin de prévenir les torsades de pointes et les fibrillations ventriculaires

« À savoir » : prise en charge de la torsade de pointe : Urgence thérapeutique

- Interruption de tous les traitements allongeant le QT
- Prise en charge de l'arrêt cardiocirculatoire compliquant éventuellement la torsade de pointe (cf.)
- Particularité de la prise en charge : Sulfate de magnésium
- Recharge potassique (même si la kaliémie est normale)
- Accélération de la fréquence cardiaque par
  - Isoprénaline (Isuprel®)
  - Voire sonde d'entraînement électrosystolique si l'isoprénaline est insuffisante

N° 332

Intoxications par substance illicite

Module UE n° 11

N° 332 : Principales intoxications aiguës

- Diagnostiquer une intoxication par les psychotropes, les médicaments cardiotropes, le CO, l'alcool
- Connaître l'épidémiologie des intoxications chez l'enfant
- Identifier les situations d'urgence et planifier leur prise en charge pré-hospitalière et hospitalière

ABRÉVIATIONS

- GHB : Gamma-hydroxybutyrate
- HTAP : Hypertension artérielle pulmonaire
- MDMA : 3,4-méthylènedioxymétamphétamine
- THC : Tetrahydrocannabinol

TEXTE PRINCIPAL

L'essentiel de la question

- **Types de stupéfiants**
  - Psychoanaleptiques : Stimulant l'activité cérébrale (vigilance, lutte contre la fatigue)
  - Psycholeptiques (sédatives) : Réduisant l'activité cérébrale (et l'anxiété notamment)
  - Psychodysleptiques : Responsables d'hallucinations
- **Principaux stupéfiants**
  - Cannabis
    - Syndrome proche de celui des myorelaxants et Ivresse cannabique
    - Dangerosité lié au comportement plus qu'à la drogue
    - Traitement symptomatique
  - Cocaïne
    - Hyperthermie
    - Agitation, anxiété, convulsion, coma
    - Syndrome des stabilisants de membrane
    - Dangerosité
      - Cardiaque : ischémie myocardique, troubles du rythme, de la conduction
      - Vasculaire : risque (rare) de dissection
      - Neurologique : convulsions
    - Traitement
      - Symptotique (et refroidissement)
      - Des complications en fonctions du tableau
      - Contre-indication aux bêtabloquants !
  - Opiacés
    - Syndrome d'intoxication aux opiacés
    - Dangerosité
      - Respiratoire, essentiellement liée à la bradypnée
      - Hémodynamique plus rarement : hypotension, bradycardie
    - Traitement
      - Symptomatique
      - Antidote : naloxone (Narcan®)

- Ecstasy 3,4-méthylènedioxymétamphétamine (MDMA)
  - Hyperthermie (+++)
  - Syndrome sérotoninergique
  - Hallucinations
  - Hépatotoxicité
  - Dangerosité : Modérée, hémodynamique essentiellement
  - Traitement
    - Symptomatique
    - Refroidissement
- LSD : Lysergic acid diethylamide
  - Hyperthermie
  - Hallucinations (+++), expériences mystiques
  - Agitation, anxiété, tachycardie
  - Possible ergotisme
  - Dangerosité
    - Ergotisme
    - Agressivité, passage à l'acte suicidaire
  - Traitement
    - Symptomatique +/– de l'ergotisme
    - Refroidissement
- Poppers
  - Tableau de méthémoglobinémie
  - Possible association à ces céphalées, à une hypertension oculaire
  - Dangerosité : Méthémoglobinémie
  - Traitement
    - Symptomatique (oxygénothérapie en particulier)
    - Antidote : bleu de méthylène
- GHB (γ-hydroxybutyrate)
  - Troubles de vigilance
  - Hypothermie
  - Dangerosité : Coma
  - Traitement : Symptomatique

« Réflexes cliniques »

A. À évoquer systématiquement !

- Coma : Hypoglycémie
- Coma et traumatisme : Hémorragie intracrânienne
- Coma fébrile : Méningite ou méningoencéphalite
- Convulsions et coma : État de mal épileptique d'origine infectieuse (méningoencéphalite)
- État de choc fébrile : Choc septique (penser à l'antibiothérapie)
- État de choc et détresse respiratoire : Choc cardiogénique ou pneumonie grave

B. Coma calme et myosis serré bilatéral : Penser à l'intoxication aux opiacés !

C. Instabilité hémodynamique associée à une hyperkaliémie et une hyponatrémie : Évoquer systématiquement l'insuffisance surrénale aiguë !

D. Toute instabilité hémodynamique associée à une anomalie de la température centrale doit faire évoquer la possibilité d'un sepsis sévère !

E. Tout syndrome fébrile dans un contexte d'injection de drogue doit faire suspecter la possibilité d'une endocardite !

« À savoir » : Clinique

A. l'association de consommation d'alcool et de Cocaïne est responsable de la formation de cocaethylène particulièrement dangereux (longue demi-vie et toxicité cardiaque)

B. Cocaïne et troubles du rythme

- La cocaïne peut être responsable de troubles du rythme : Supraventriculaires et ventriculaires
- La cocaïne est vasoconstricteur coronarien

C. Facteurs péjoratifs de l'intoxication à la cocaïne

- Hyperthermie (son intensité est un marqueur d'évolution)
- Syndrome des stabilisants de membrane
- Troubles du rythme
- Convulsions

D. L'oxymétrie de pouls (transcutanée) n'est pas fiable au cours de la méthémoglobinémie

« Réflexes thérapeutiques » : Les β-bloquant sont contre-indiqués dans l'intoxication par la cocaïne !

« À savoir » : Thérapeutique : Les agonistes partiels (ou agonistes-antagonistes) ne sont (quasiment) pas antagonisés par la naloxone

N° 332

Intoxication aiguë au monoxyde de carbone

Module UE n° 11

N° 332 : Principales intoxications aiguës

- Diagnostiquer une intoxication par les psychotropes, les médicaments cardiotropes, le CO, l'alcool
- Connaître l'épidémiologie des intoxications chez l'enfant
- Identifier les situations d'urgence et planifier leur prise en charge pré-hospitalière et hospitalière

ABRÉVIATIONS

- CO : Monoxyde de carbone
- HbCO : Carboxyhémoglobine

TEXTE PRINCIPAL

Définition reposant sur

- La symptomatologie (évocatrice) et le pourcentage d'HbCO (3 % chez les non fumeur et 6 % chez les fumeurs)
- Ou sur l'HbCO seule (6% chez les non fumeurs et 10 % chez les fumeurs)

- Les facteurs favorisants
  - Les systèmes de chauffage
  - Les anomalies d'évacuation des fumées
  - Les défauts de ventilation des pièces
- Le tableau
  - Essentiellement lié à la privation d'oxygène
  - Signes neurologiques : Signes de localisation, troubles de vigilance, convulsions
  - Signes digestifs : Nausées, vomissements, douleurs abdominales
  - Signes hémodynamiques : Défaillance cardiaque gauche, état de choc
  - Signes respiratoires : Dyspnée, insuffisance respiratoire
- Confirmation
  - Mesure du CO dans l'environnement ou exhalé par le patient
  - Mesure de l'HbCO sur les gaz du sang
- Prise en charge
  - Spécifique
    - Oxygénothérapie
    - Oxygénothérapie hyperbare à discuter
  - Non spécifique
    - Des complications et décompensation
    - Psychiatrique en cas d'intoxication volontaire
  - Surveillance et prise en charge du syndrome post-intervallaire
  - Prévention de la récidive !! : Déclaration obligatoire

« Réflexes cliniques »

A. En cas d'incendie : Suspicion d'intoxication au CO et suspicion d'intoxication au cyanure

B. Tout tableau digestif ou neurologique (troubles de vigilance, coma) doit faire évoquer la possibilité d'une intoxication au CO, notamment

- En période hivernale
- En cas de cas groupés de pathologies similaires

C. La saturation pulsée en oxygène (SpO_2, saturation transcutanée) ne permet pas de distinguer l'hémoglobine oxydée de la carboxyhémoglobine

D. Le réveil d'un trouble de vigilance sous oxygène doit faire évoquer la possibilité d'une intoxication au CO

E. Insuffisance respiratoire à « poumon clairs » : Penser

- Asthme
- Embolie pulmonaire
- Intoxication (notamment CO, cyanure, méthémoglobine...)
- Shunt vrai

F. La présence d'un tableau digestif en cas groupé doit faire évoquer en premier lieu

- Une intoxication au CO (en particulier en période hivernale)
- Une toxi-infection alimentaire collective

Définitions épidémiologiques des intoxications au monoxyde de carbone

- Signes cliniques évocateurs et HbCO
  - ▸ Supérieure ou égale à 3 % chez les non fumeurs, ou
  - ▸ Supérieure ou égale à 6 % chez les fumeurs
- Signes cliniques évocateurs et présence de CO > 10 ppm dans l'air atmosphérique
- Présence d'une HbCO (indépendamment de tout autre paramètre)
  - ▸ Supérieure ou égale à 6 % chez les non fumeurs, ou
  - ▸ Supérieure ou également à 10 % chez un fumeur

« Réflexes paracliniques » : Le cliché thoracique permet également d'éliminer la présence d'un pneumothorax, qui représente une contre-indication à l'usage du caisson hyperbare

« À savoir » : Paraclinique

A. Le diagnostic d'intoxication au CO

- Peut être confirmé par la mesure de l'HbCO
- Ne peut pas être exclu par une mesure normale d'HbCO

B. Intoxication au CO et IRM cérébrale

- L'IRM peut mettre en évidence des lésions
  - De la substance blanche
  - De l'hippocampe
  - Nécrose des globus pallidus

C. En contexte d'incendie : Un taux de lactate supérieur à 10 mmol/l doit faire évoquer une intoxication au cyanure associée

« Réflexes thérapeutiques » : Intoxication au CO : Déclaration obligatoire !

« À savoir » : Le risque de syndrome post-intervallaire motive une consultation systématique à distance (4 à 6 semaines) de l'épisode aigu

« À savoir » : Indications de l'oxygénothérapie hyperbare dans l'intoxication au monoxyde de carbone

- HbCO initiale supérieure à 25%
- Forme initialement associée
  - À des troubles neurologiques objectifs
  - À un coma (même si le patient récupère un état de conscience normale)
  - À des troubles psychologiques sévères
- Formes associées
  - À une souffrance myocardique
  - À une acidose métabolique sévère
  - Défaillance respiratoire
- Chez la femme enceinte
  - Quel que soit l'état neurologique ou le taux d'HbCO

D'après : *Oxygénothérapie hyperbare. Haute autorité de santé (HAS) 2007* et *Practice recommendations in the diagnosis, management, and prevention of carbon monoxide poisoning. Am J Respir Crit Care Med., 2012*

Physiopathologie de la souffrance tissulaire dans l'intoxication au monoxyde de carbone

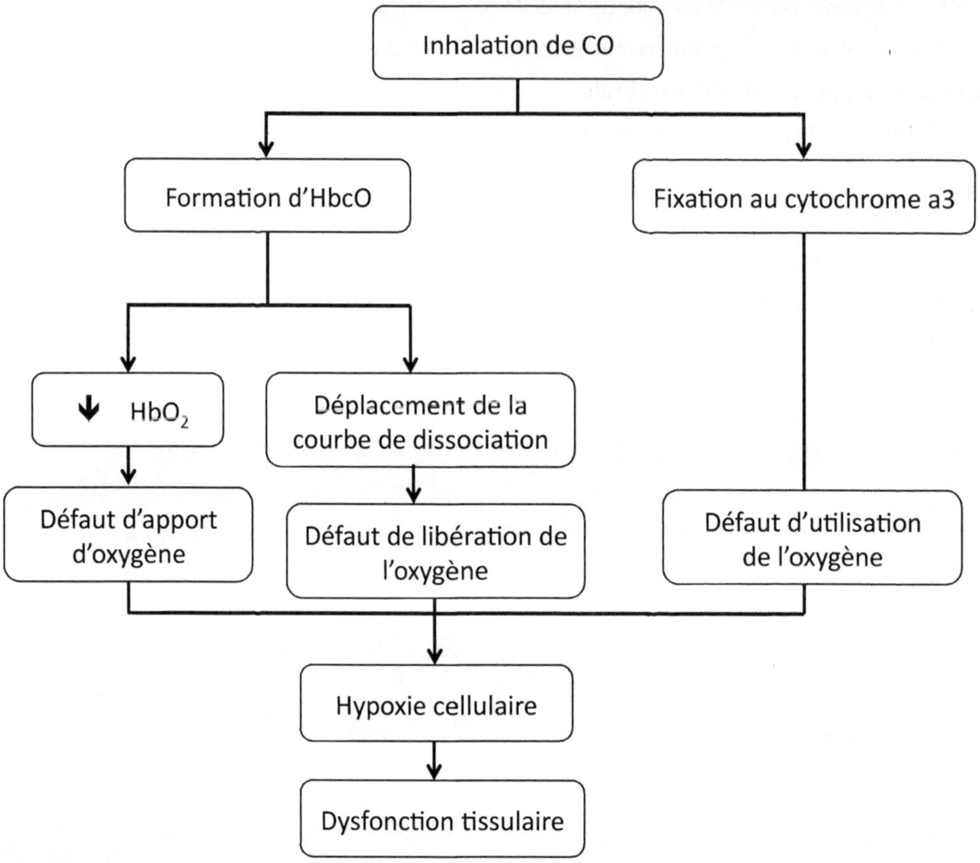

Co : monoxyde de carbone
HbCO : Carboxyhémoglobine
HbO_2 : Hémoglobine fixée à l'oxygène
L'intoxication au CO se complique d'une souffrance tissulaire qui est secondaire à la privation d'oxygène elle-même sous tendue par :
- Le défaut d'oxygénation de l'hémoglobine circulante du fait d'une affinité de l'hémoglobine plus élevée pour le CO que pour l'oxygène
- Le défaut de délivrance de l'oxygène par l'hémoglobine au niveau tissulaire lorsque certains sous unités de globines sont fixées au CO
- L'altération de la chaîne respiration (et donc de la production d'énergie aérobie) par la fixation du CO sur le cytochrome a3

N° 332

Intoxication par le cyanure

Module UE n° 11

N° 332 : Principales intoxications aiguës

- Diagnostiquer une intoxication par les psychotrpes, les médicaments cardiotropes, le CO, l'alcool
- Connaître l'épidémiologie des intoxications chez l'enfant
- Identifier les situations d'urgence et planifier leur prise en charge pré-hospitalière et hospitalière

ABRÉVIATIONS

- ACR : Arrêt cardiorespiratoire
- BAVU : Ballon auto-remplisseur à valve unidirectionnelle

TEXTE PRINCIPAL

Définition

- Ensemble des manifestations (cliniques et biologiques en particulier) secondaires à la présence de cyanure dans l'organisme

Physiopathologie

- Le cyanure peut être produit lors de combustions
- Le cyanure existe à l'état naturel, notamment dans les noyaux de fruits
- Le cyanure la fonction oxydative du cytochrome oxydase
- La détoxification du cyanure
  - Transformation en Thiocyanate
  - Complexation à l'hydroxycobalamine
  - Elimination dans les humeurs

Tableau clinique

- Odeur d'amande amère de l'haleine
- Défaillance multiviscérale, en particulier hémodynamique, respiratoire, neurologique
- Absence de cyanose et de désaturation (absence d'extraction périphérique de l'oxygène

Examens complémentaires

- Argument direct : Dosage du cyanure circulant
- Arguments indirects
  - Lactate artériel ≥ 8 mmol/l
  - Saturation veineuse en oxygène élevée (absence d'extraction périphérique)
  - Différence artérioveineuse en oxygène ≤ 10 mmHg
  - ECG : Souffrance ischémique (non spécifique, mais évocateur dans le contexte)
- Penser à rechercher les complications de la privation d'oxygène de tout l'organisme !

Diagnostic différentiel

- Élévation du taux de lactate
  - États de choc
  - État de mal convulsif
  - Intoxications (metformine en particulier)
  - Intoxication au CO (parfois concomitants)
  - Hypoxémie sévère par atteinte pulmonaire
- États de choc : Cf. QS
- Arrêt cardiorespiratoire : Cf. QS

Traitement

- Extraction du milieu hostile
- Décontamination du patient
  - Toilette du patient
  - Discuter le lavage gastrique et le charbon activé en fonction du contexte
  - Antidote : Hydroxocobalamine (Cyanokit®)
- Prise en charge des défaillances d'organes

« Réflexes cliniques » : Penser à la protection des secours !

« À savoir » : Clinique : Pas de bouche à bouche au cours de la réanimation initiale de l'arrêt cardiaque dans un contexte de suspicion d'intoxication par le cyanure !

« Réflexes paracliniques»

- **Cyanure : Demi-vie courte dans la circulation : La négativité du dosage n'élimine pas le diagnostic !**

« Réflexes thérapeutiques » : Hydroxocobalamine

- L'antidote doit être administré devant toute suspicion d'intoxication par le cyanure
- Sur la base de l'anamnèse et du tableau clinico-biologique
- **Le plus tôt possible**, sans attendre la confirmation diagnostique

N° 133

Anesthésie

Module UE n° 5

N° 133 : Anesthésie locale, locorégionale, générale

- Argumenter les indications, les modalités, les contre-indications et les risques d'une anesthésie locale, locorégionale ou générale
- Connaître l'analgésie obstétricale
- Préciser les obligations réglementaires à respecter avant une anesthésie

ABRÉVIATIONS

- ALR : Anesthésie locorégionale
- ASA : American Society of Anesthesiologist
- EVA : Échelle visuelle analogique
- SDRA : Syndrome de détresse respiratoire aiguë
- SSPI : Salle de surveillance post-interventionnelle

TEXTE PRINCIPAL

Définition

- Anesthésie générale : Narcose et analgésie (pouvant être associées à une curarisation)
- Anesthésie locorégionale
  - Bloc central
    - Anesthésie péridurale
    - Rachianesthésie
  - Bloc périphérique
    - Anesthésie des plexus
    - Anesthésie tronculaire

Les temps de l'anesthésie

- Les temps de l'anesthésie sont régis par le décret du 5 décembre 1994
- Consultation pré anesthésique
  - Obligatoire en dehors des situations d'urgence. Par un médecin anesthésiste
  - Doit être réalisée au moins 48 h avant l'anesthésie
  - Sert à évaluer l'état somatique du patient et la nécessité éventuelle de bilan complémentaire
  - Doit être l'occasion d'informer le patient
    - Sur la nécessité du jeûne
    - Sur la nécessité de modification de son traitement (interruption transitoire de certains traitements)
    - Sur les risques liés à l'anesthésie
  - La consultation doit être consignée dans le dossier médical
- Visite pré-anesthésique
  - Obligatoire. Doit être consignée dans le dossier médical
  - Doit être réalisée par l'anesthésiste qui va prendre le patient en charge au bloc opératoire
  - S'assure du consentement du patient
  - Doit permettre de prendre connaissance du dossier, de l'effectivité du jeûne et de l'interruption éventuelle des traitements
  - Permet de déterminer le type d'anesthésie qui sera réalisée
  - Prescription des traitements analgésique et anxiolytiques préopératoires

- Surveillance post-anesthésique
  - Réveil
  - Décuraristation éventuelle
  - Réchauffement
  - Contrôle de la douleur
  - Absence de complication chirurgicale immédiate (en particulier hémorragique)

Anesthésie

- Anesthésie générale
  - Sédation, analgésie voire curarisation
  - induction : Période de danger particulier
    - Du fait des risques liés à l'intubation
    - Du fait du risque allergie (notamment aux curares !)
  - Entretien de l'anesthésie : Surveillance de l'anesthésie et de l'hémodynamique
    - Nécessité de remplissage
    - Nécessité de transfusions éventuelles
    - Surveillance également de l'hémostase
  - Avantage : Patient sédaté et voies aériennes protégées
  - Inconvénients : Risques liés à l'intubation et réveil parfois prolongé
- Anesthésie péridurale
  - Injection en dehors du sac dural
  - Possibilité de maintien d'un cathéter en place pour la poursuite de l'analgésie postopératoire
  - Avantage : Maintien de l'anesthésie en postopératoire
  - Inconvénient : Difficulté technique et risques locaux (traumatisme, hématome, infection)
  - Contre-indications
    - Troubles de l'hémostase, Infection, pathologies rachidiennes
    - Refus du patient !
- Rachianesthésie
  - Injection dans le sac dural
  - Avantage : Efficacité rapide et doses faibles d'anesthésiques
  - Inconvénients
    - Absence d'anesthésie au décours du geste
    - Risque important d'ascension du bloc (notamment moteur : Diaphragme !)
    - Risques : Traumatique, hémorragique, infectieux (méningite)
  - Contre-indication
    - Identiques à celle de la péridurale
    - Refus du patient
- Anesthésie des plexus et tronc nerveux
  - Intérêt dans les gestes distaux notamment
  - Intérêt dans le traitement antalgique des membres en traumatologie
  - Avantages : Très efficace dans le territoire concerné

- ▶ Inconvénient
  - Risque de toxicité nerveuse locale
  - Techniquement parfois difficile
  - Possibilité de lésion locale
  - Risque de diffusion systémique du produit (notamment par voie veineuse

- Anesthésiques locaux
  - ▶ Inhibition réversible des canaux sodiques
  - ▶ Toxicité cardiaque (troubles de conduction) et hémodynamique : Hypotension
  - ▶ Toxicité cérébrale (convulsions) et neurologique périphérique
  - ▶ Risque allergique

« Réflexes cliniques »

Tout examen complémentaire douloureux doit bénéficier d'une analgésie préalable. Cette prise en charge dépend de l'urgence du geste.

- **Toujours prendre connaissance des traitements du patient**
  - Les traitements en cours doivent être connus afin de :
    - ▶ Préciser la présence de traitement à interrompre avant l'intervention
    - ▶ Déterminer la durée de l'interruption avant l'intervention
- **Recherche systématique d'antécédent allergique. Ne pas omettre les allergies croisées !!**
- **Anesthésie et douleur**
  - La recherche, la prévention et le traitement de la douleur doivent être centraux dans la prise en charge anesthésique du patient
  - L'évaluation de la douleur sera le plus souvent réalisée par une échelle visuelle analogique ou numérique
- **La douleur doit être une préoccupation centrale dans tous les temps péri-opératoires**
- **Penser au traitement antibiotique prophylactique (en absence de traitement antibiotique curatif)**
- **Tout état de choc ou crise d'asthme à l'induction doit faire craindre (et rechercher) une anaphylaxie sévère au curare employé lors de l'intubation**
- **Anesthésie locale ou régionale : toujours rechercher une allergie aux anesthésiques locaux**

« À savoir » : Clinique

- **Risques liés à l'anesthésie**
  - Risques généraux
    - ▶ Risque liés à la transfusion éventuelle de produits sanguin labiles
    - ▶ Risque allergiques (notamment liés aux curares et aux antibiotiques)
  - Risques fonction du type d'anesthésie
    - ▶ Risque de lésion nerveuse (anesthésie locorégionale : Lésion radiculaire, tronculaire, médullaire)
    - ▶ Risque infectieux (en particulier rachianesthésie)
    - ▶ Risque de troubles de conduction cardiaque (passage systémique des anesthésiques locaux)
    - ▶ Risques de troubles de vigilance en cas de diffusion d'une rachianesthésie
    - ▶ Risque d'échec de l'anesthésie locorégionale nécessitant l'anesthésie générale

■ **Information concernant les types d'anesthésies**

- Indiquer les différents types d'anesthésie possible pour l'intervention envisagée
- Indiquer les avantages et inconvénients de ces types d'anesthésie
- Préciser le type qui est le plus pertinent dans le contexte
  - ▸ Fonction de l'intervention
  - ▸ Fonction du terrain du patient
- En cas de décision d'une anesthésie locorégionale toujours préciser la possibilité d'un échec et la nécessité d'anesthésie générale dans ce contexte !

« Réflexes thérapeutiques »

■ **De nombreuses chirurgies peuvent être associées à l'apparition de troubles de l'hémostase**

- Chirurgie du petit bassin : Gynécologique, obstétricale, urologique (prostate+++)
- Chirurgie orthopédique (en particulier du bassin)
- Chirurgie carcinologique
- Chirurgie hémorragique associée à des transfusions importantes

Jamais de curarisation du patient au cours d'une anesthésie locorégionale (du fait de la vigilance du patient et de l'absence de protection de ces voies aériennes) !

■ **Anesthésie locale ou régionale**

Contre-indication commune : la contre-indication à l'usage d'un anesthésique local

- Troubles de conduction / du rythme
- Insuffisance coronarienne
- Hyperthyroïdie
- Épilepsie non contrôlée
- Porphyrie++
- NB : Élimination hépatique

« À savoir » : Thérapeutique

■ **Pertes hydriques et chirurgie digestives**

- La laparotomie est associée à une perte hydrique importante par évaporation
- On considère que la perte est de l'ordre de 10 ml/kg (de poids du patient)/heure
- Il faut donc penser à compenser ces pertes

Toute anesthésie locorégionale peut nécessiter secondairement la réalisation d'une anesthésie générale. Le patient doit donc être préparé de la même manière que pour une anesthésie générale.

■ **Curarisation et sédation**

- La curarisation nécessite TOUJOURS une sédation associée (et préalable)
- La protection des voies aérienne n'est pas un argument pour éviter la sédation
- Les patients curarisés alors qu'ils sont vigilants (curarisation accidentelles, notamment du fait d'échec de la sédation) rapportent la sensation d'être maintenu sous l'eau sans pouvoir bouger : Sensation d'étouffement et de paralysie !!!

Score ASA (American society of anethesiologists)

- P1 : État physiologique normal
- P2 : Atteinte systémique modérée
- P3 : Atteinte systémique sévère
- P4 : Atteinte systémique sévère avec risque vital permanent
- P5 : Patient moribond avec survie improbable sans intervention chirurgicale
- P6 : Patient en mort cérébrale. L'intervention à lieu à visée de don d'organe

Achevé d'imprimer en février 2019 sur rotative numérique Prosper
par Soregraph Livres à Monts (37).

N° d'impression : 021900385

Imprimé en France

L'imprimerie Soregraph Livres est titulaire de la marque
Imprim'vert® depuis 2004.